SCORPIO

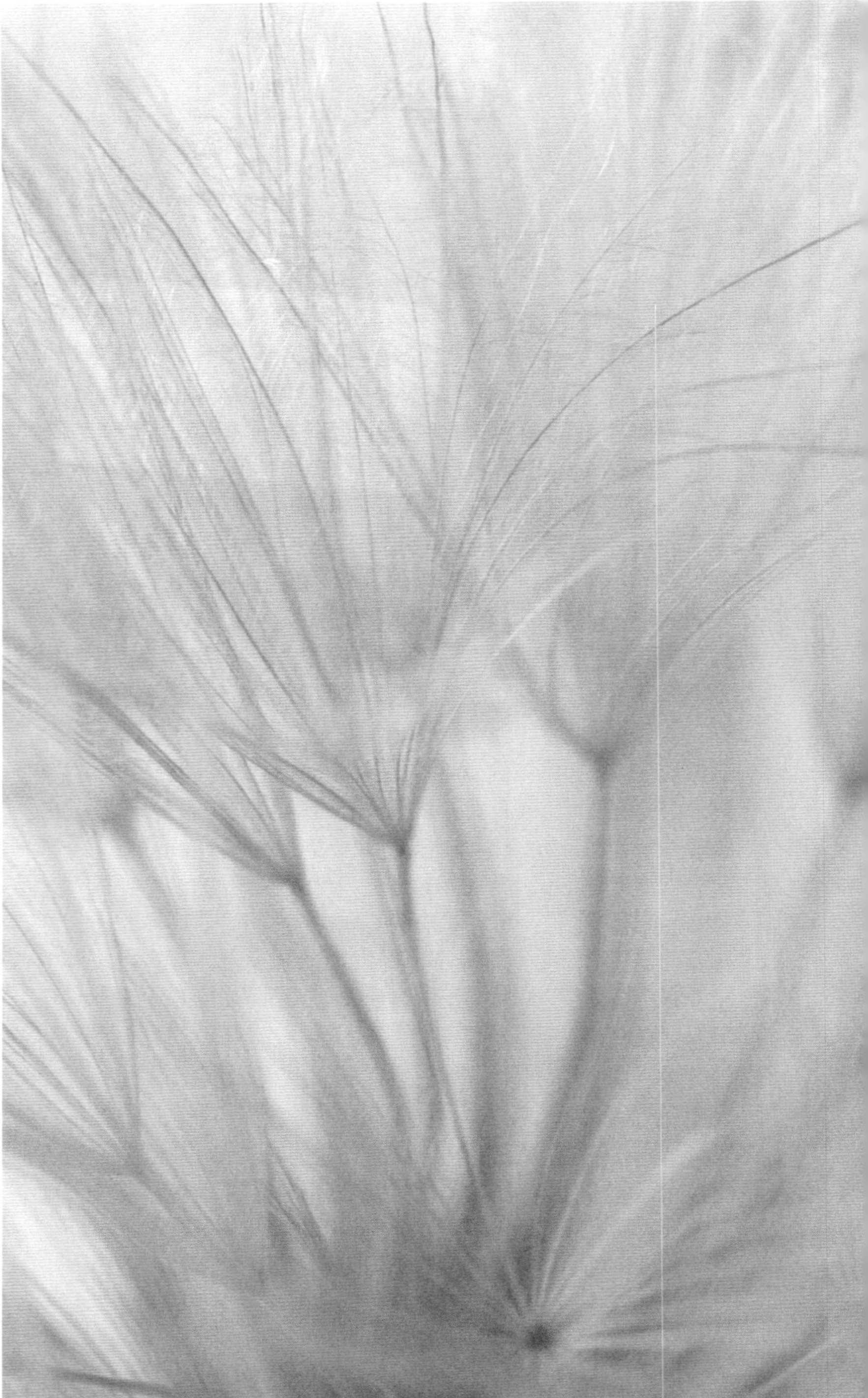

DAVID O'HARE

3·6·5 Der Atem-Code

Herz und Atem in perfekter Harmonie

Aus dem Französischen von
Claudia Seele-Nyima

SCORPIO

Dieses Buch enthält Links zu Webseiten externer Dritter, auf deren Inhalte der Scorpio Verlag keinen Einfluss hat. Deshalb können wir für diese fremden Inhalte auch keine Haftung übernehmen. Für die Inhalte der verlinkten Seite ist stets der jeweilige Anbieter oder Betreiber verantwortlich. Die verlinkten Seiten wurden zum Zeitpunkt der Verlinkung auf mögliche Rechtsverstöße überprüft, rechtswidrige Inhalte waren nicht erkennbar. Bei Bekanntwerden von Rechtsverletzungen werden wir derartige Links umgehend entfernen.

Das Original erschien 2012 unter dem Titel *Cohérence cardiaque* 365:
Guide de cohérence cardiaque jour après jour
bei Thierry Souccar Éditions, Vergèze, Frankreich,
www.thierrysouccar.com

FSC
www.fsc.org
MIX
Papier | Fördert gute Waldnutzung
FSC® C014889

3. Auflage 2023

Umschlaggestaltung: Guter Punkt, München
Redaktion: Désirée Schoen
Illustrationen: © David O'Hare, © Delvallé
Foto auf S. 18: © Konstantin Kulikov/Fotolia
Layout und Satz: Buchhaus Robert Gigler, München
Gesetzt aus der Fairfield und der Encode Sans Condensed
Druck und Bindung: Pustet, Regensburg
ISBN 978-3-95803-284-2

Inhalt

Einleitung

Dieses Handbuch ist genauso einfach wie sein Titel. Es ist eine Anleitung für ein Leben, das auf sicheren Füßen steht. Sie lernen, wie Sie durch tägliches Praktizieren der Herzresonanz[1] zu mehr Gelassenheit und Einfachheit finden können – und das jeden Tag.

3 • 6 • 5: Dreihundertfünfundsechzig Tage im Jahr.
Die drei Ziffern, aus denen sich die Zahl im Titel dieses Buches zusammensetzt, bilden die Grundlage für eine einfache, aber unglaublich effektive Praxis zur Stressbewältigung und für viele andere Nutzungsbereiche, die sich in unserem modernen Leben mit all seinen Belastungen ergeben.

3 • 6 • 5: Das bedeutet täglich und ist in drei Zeilen zusammengefasst alles, was Sie wissen müssen, um dem Lauf Ihres Lebens eine neue Richtung zu geben, hin zu einem besseren Gleichgewicht, zu mehr harmonischem Zusammenwirken und

1 Auch *Herzkohärenz* genannt; im weiteren Verlauf wird der Unterschied noch erklärt.

Ausgewogenheit (in einem Wort: Kohärenz) in Bezug auf Ihre physische, emotionale und seelische Gesundheit.

Gewöhnlich beginnen praktische Ratgeber mit Erklärungen und enden mit einem Resümee. In dieser Anleitung wollen wir jedoch ausnahmsweise mit dem Ende beginnen, denn aus ihm ergeben sich die Mittel und Methoden, die wir dann gemeinsam über die Seiten hinweg entwickeln werden.

Es gilt, zu lernen, zu entscheiden, zu überraschen und zu verstehen, und zwar genau in dieser ungewöhnlichen Reihenfolge:

» Sie **lernen** die Technik, die sich in drei Zeilen zusammenfassen lässt.
» Sie **entscheiden** sich, regelmäßig zu üben.
» Sie **überraschen** sich selbst und andere mit schnellen Erfolgen.
» Sie **verstehen** die Mechanismen, die zu diesen Ergebnissen geführt haben.

3 • 6 • 5:

Die Zahl 3: Drei Mal am Tag
Die Zahl 6: Sechs Atemzüge pro Minute
Die Zahl 5: Fünf Minuten lang

Herzresonanz ist zunächst vor allem eine *äußerst einfache, äußerst effektive* Praxis, sofern sie *äußerst regelmäßig* ausgeübt wird. Herzresonanz praktizieren, das bedeutet vor allem: drei Sitzungen pro Tag, sechs Atemzüge pro Minute, jeweils fünf

Minuten lang. Hier könnten Sie im Prinzip nun aufhören zu lesen und sich sofort daranmachen, diese drei Leitlinien in die Tat umzusetzen – und schon nach wenigen Tagen von spürbaren Ergebnissen profitieren.

Die hier vorgestellte Atemübung kann Ihr Leben nachhaltig verändern. Und wenn Sie die Lektüre jetzt trotzdem wieder aufnehmen und dieses Buch ganz durchlesen, lernen Sie zudem die Erklärungen kennen, die Ihnen ermöglichen, das, was Sie praktizieren, auch zu verstehen. Fürs Erste brauchen Sie jedoch die Grundlagen nicht zu verstehen, um die Technik zu erlernen.

Warum das Herz?

Ob Resonanz oder Kohärenz, beide Male wird das Wort »Herz« vorangestellt. Und das Herz soll auf den folgenden Seiten tatsächlich unser Thema sein. Die westliche Kultur und Wissenschaft haben das Herz nach und nach auf die einfache Funktion einer Pumpe reduziert, auf ein Organ, das uns am Leben hält, ohne Seele und Gefühle. Der französische Philosoph, Mathematiker und Naturwissenschaftler René Descartes, der als Begründer des modernen Rationalismus gilt, hat im 17. Jahrhundert die Karten des ganzheitlichen Verständnisses des Menschen neu gemischt. Sein Motto »Ich denke, also bin ich«[2] hätte von den Shadoks[3] mit »Ich pumpe, also bin ich« parodiert werden können.

---

2 Descartes, R.: *Le Discours de la Méthode*. 1637 (dt. »Abhandlung über die Methode«).

3 *Shadoks* heißt eine Zeichentrickserie des französischen Fernsehens in den 1970er-Jahren. In Deutschland wurden Einzelfolgen daraus, jeweils auf zwölf Minuten Länge zusammengeschnitten, u. a. im bundesweiten Kinderprogramm *Plumpaquatsch* gesendet. 2007 erschienen die erste und die dritte Staffel unter den Titeln *Die Shadoks und die Gibis reisen zur Erde* sowie *Die Kinder der Shadoks* in deutscher Sprache auf DVD.

Die rasante Entwicklung der Neurowissenschaften in den letzten Jahren rückt das Herz allmählich wieder in den Mittelpunkt des autonomen bzw. vegetativen Nervensystems, wo es aktiv teilhat an allen Prozessen, die Gefühle und Empfindungen betreffen. Das Herz verfügt über ein regelrechtes Gehirn mit Neuronen, Synapsen und der Ausschüttung von Neurotransmittern, also Botenstoffen, auch »Moleküle der Gefühle«[4] genannt, und die Neurokardiologie ist zu einer eigenständigen Disziplin geworden. Die Entdeckung von Dr. John Andrew Armour[5] aus Montreal, der die Existenz dieses kleinen sekundären Gehirns, das an allen Gefühls- und Entscheidungsprozessen beteiligt ist, nachwies, war gewissermaßen der Ritterschlag der Neurowissenschaften.

Die Beweise – sofern überhaupt noch mehr davon erforderlich sind – mehren sich und stützen das, was die Ägypter schon lange vor unserer Zeit mit ihren Irrungen und Wirrungen wussten: Das Herz ist ein emotionales Zentrum, und zwar ein sehr starkes.

Vermutlich ist Ihnen die große Bedeutung des Herzens bereits bekannt; nicht umsonst bringt die Volksweisheit sie in unzähligen Redensarten, Sinnsprüchen und Alltagsweisheiten zum Ausdruck: »Hör auf dein Herz«, »etwas nach Herzenslust tun«, »Es zerreißt mir das Herz«, »Das Herz lügt nicht«, und nicht zu vergessen das berühmte Zitat: »Das Herz hat seine Gründe, die die Vernunft nicht kennt.«[6] Blaise Pascal, der französische Mathematiker, Literat und Philosoph des 17. Jahrhunderts, wusste gar nicht, wie recht er damit hatte: Wir sind es gewohnt zu sagen, dass das Gehirn logisch denkt, doch im

---

4 Pert, Candace: *Moleküle der Gefühle*. Rowohlt TB, Reinbek 2001.
5 Armour J. A.: *Neurocardiology*. Oxford University Press, 2004.
6 Pascal, Blaise: Gedanken. Über die Religion und einige andere Themen. (1623–1663), Reclam, Ditzingen 1997.

weiteren Verlauf werden wir noch sehen, dass das Herz uns mit Resonanz lenkt. Die auf den folgenden Seiten vorgeschlagene Praxis beruht auf dem Prinzip der Herzkohärenz und -resonanz. Auch dem Autor der *Gedanken* war klar, welche Gefahr im sogenannten dichotomischen Denken liegt, also darin, die Dinge aufzuspalten und in diesem Fall entweder der Vernunft oder dem Herzen Vorrang zu geben, denn er hat auch geschrieben: »Es gilt, zwei Extreme zu vermeiden: die Vernunft ausschließen, nur die Vernunft anerkennen.«

Herzresonanz liegt am Schnittpunkt der Gefühle. Ein wissenschaftlicher Beweis dafür ist nicht mehr erforderlich, denn die Rolle der Herzfrequenzvariabilität wurde in 10 000 veröffentlichten klinischen Studien nachgewiesen.[7] Wir bewegen uns also auf festem wissenschaftlichem Boden. Herzresonanz und die zugehörigen Übungen sind praktische Anwendungen einer messbaren physiologischen Funktion, deren Auswirkungen sich mit den Ergebnissen bewährter Praktiken aus Jahrtausenden Menschheitsgeschichte und zahlreichen Kulturen decken.

Im vorliegenden Buch erfahren Sie das Wesentliche, das Sie über Herzresonanz bzw. Herzkohärenz wissen sollten, unabhängig davon, aus welchem Grund Sie diese Praxis erlernen wollen.

Wir werden nun nacheinander erläutern, was unter Herzfrequenzvariabilität, Herzchaos, Herzkohärenz und Herzresonanz zu verstehen ist.

---

7 Quelle: *PubMed*, 7. Januar 2012 (10 159 Publikationen, um genau zu sein).

Vier Grundbegriffe

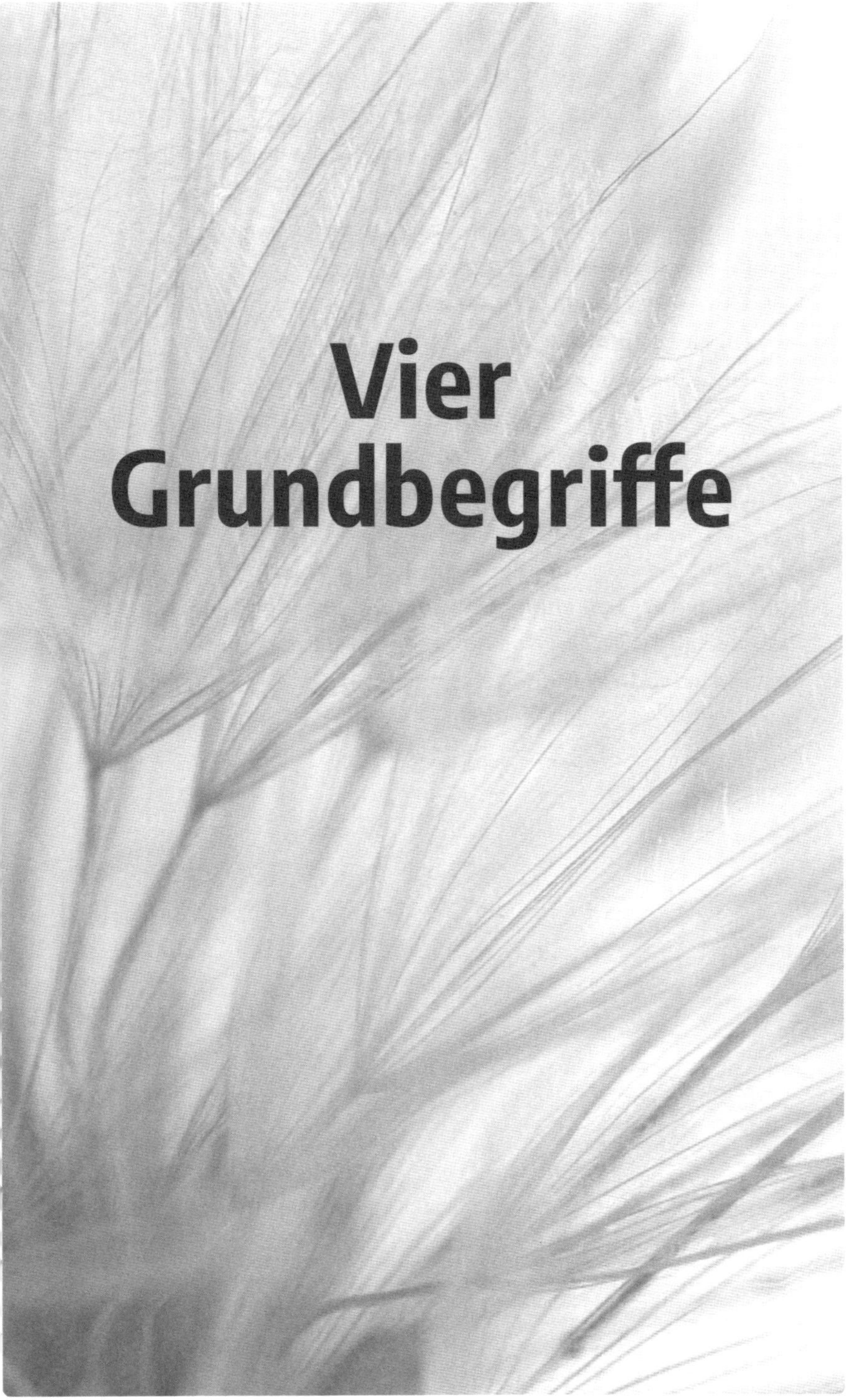

Das Wesen des Atem-Codes 3•6•5 ist in vier Begriffen enthalten, die sich auf das Herz und das vegetative Nervensystem beziehen und zwischen denen ein enger Zusammenhang besteht:

» Um 3•6•5 zu verstehen, muss man **(1) Herzresonanz** verstehen.
» Um Herzresonanz zu verstehen, muss man **(2) Herzkohärenz** verstehen.
» Um Herzkohärenz zu verstehen, muss man **(3) das Herzchaos** verstehen.
» Um das Herzchaos zu verstehen, muss man **(4) Herzfrequenzvariabilität** verstehen.

Ich lade Sie nun zum geistigen *Canyoning*[8] ein – begeben wir uns zum Ausgangspunkt des Atem-Codes 3•6•5, um sozusagen Wasserfall für Wasserfall seine einzelnen Etappen bis auf den Grund zu verfolgen und zu verstehen.

---

8 Unter *Canyoning* (auch Schluchtenwandern genannt) versteht man das Begehen einer Schlucht von oben nach unten. Je nach den Gegebenheiten im Gelände gelangt man durch Abseilen, Klettern, Springen, Rutschen, Schwimmen und manchmal sogar Tauchen an den Grund der Schlucht.

(4) Herzfrequenzvariabilität (HRV)

Wir befinden uns bildlich gsprochen am Ausgangspunkt des Wasserfalls der Kenntnisse und wollen ihn hinabsteigen. Seien Sie unbesorgt, Sie brauchen das Folgende nur einmal zu lesen; ich werde es so einfach wie möglich halten.

Herzfrequenzvariabilität, auch Herzratenvariabilität (HRV) genannt, ist ein gebräuchlicher Begriff, um die Variabilität der Herzschlagfrequenz oder des Herzrhythmus zu bezeichnen.

Indem man den Puls misst, zum Beispiel am Handgelenk, kann man die Zahl der Herzschläge pro Minute schätzen. Der Puls ist die Herzfrequenz.

Den Puls messen ist einfach, geht schnell, und man hat sofort das Ergebnis – aber es stellt die Realität nur annähernd dar. Der Puls ist ein wesentlicher Wert, um den Gesundheitszustand im Allgemeinen und Fieber im Besonderen zu beurteilen, denn die Pulsfrequenz steht in direktem Zusammenhang mit der Regulierung der Körpertemperatur.

Die Herzfrequenz ist ein Wert, der für eine Minute geschätzt wird, während man den Puls »nimmt«, sprich: Wir zählen die Anzahl der Schläge während einer Minute. Dabei erkennen wir jedoch nicht, dass das Herz in dieser Minute etliche Male seine Schlaggeschwindigkeit verändert hat, schneller oder langsamer geworden ist. Diese Minibeschleunigungen/-verlangsamungen sind für uns nicht wahrnehmbar. Um sie zu registrieren, müssen wir ein Messgerät verwenden. Das kann ein Elektrokardiogramm (EKG), ein Dopplergerät oder, einfacher, ein Pulssensor sein, der am Ohrläppchen angebracht wird und mit einem Analyse- und Anzeigegerät verbunden ist. Das sieht dann in etwa so aus:

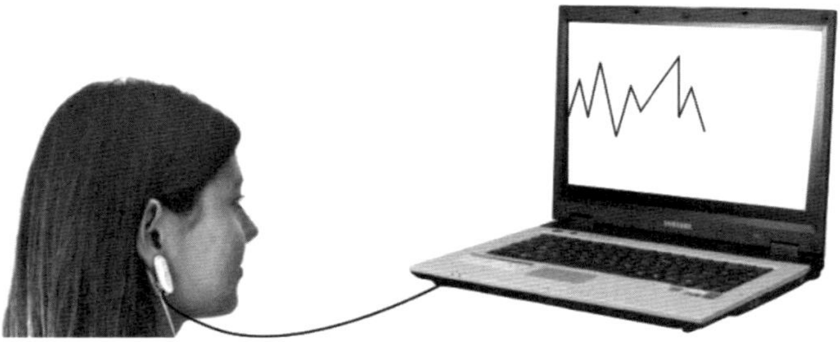

Bei einem näheren Blick auf Herzfrequenzdiagramme zeigt sich, dass Herzschläge nicht konstant sind: Das Herz beschleunigt und verlangsamt sich in jedem Moment, mehrere Dutzend Mal pro Minute. Die Herzfrequenz ändert sich permanent. Diese entscheidende Vorstellung kannte schon die Traditionelle Chinesische Medizin[9]. Sie wurde in der Neuzeit erstmals von Stephen Hales[10], einem britischen Physiologen des 18. Jahrhunderts, beschrieben. Erst in den 1950er-Jahren wurde der Bedeutung der Herzfrequenzvariabilität mit dem Aufkommen

9 Das *Huangdi Neijing* (»Buch des Gelben Kaisers zur Inneren Medizin«) ist eines der ältesten Werke der Traditionellen Chinesischen Medizin.

10 Hales, Stephen: *Statical Essays: Containing Haemastatics. Or, An Account of some Hydraulic and Hydrostatical Experiments Made on the Blood and Blood-Vessels of Animals*. London 1733.

immer genauerer und besser zugänglicher Medizingeräte wieder mehr Beachtung geschenkt.

Nehmen wir das Beispiel einer EKG-Aufzeichnung, unten schematisch dargestellt:

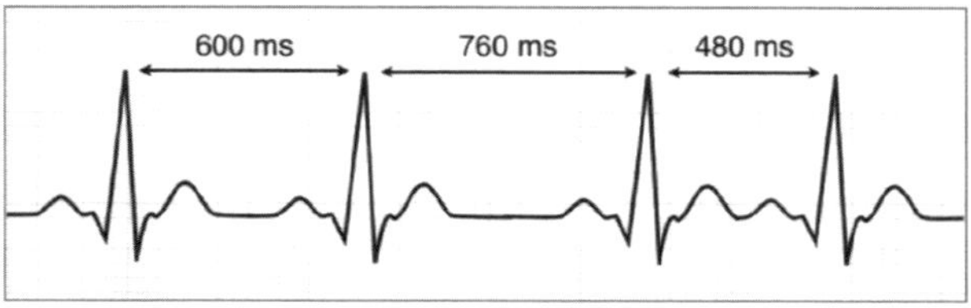

© Dr. David O'Hare

EKG: Herzfrequenzvariabilität im Elektrokardiogramm

Der Abstand zwischen zwei Peaks bzw. Zacken (Pulsschlägen) ist nie gleich. In unserem sehr kurzen Beispiel über vier Schläge betragen die Intervalle 600, 760 und 480 Millisekunden. Das Herz wird fortwährend schneller und langsamer, seine Frequenz ist nicht stabil, es passt sich den Anforderungen in

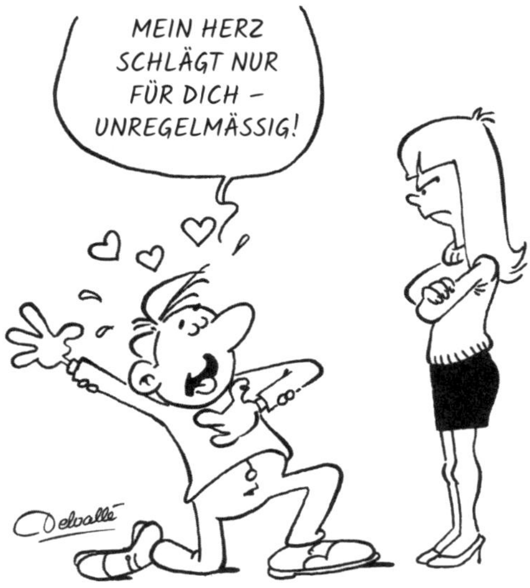

Echtzeit an. Diese Schwankungen sind bei der Pulsmessung nicht wahrnehmbar, denn sie spielen sich im Bereich von Tausendstelsekunden (ms) ab.

Die Abfolge der Schwankungen in der Herzfrequenz kann mit einer Software, die die Herzfrequenzvariabilität aufzeichnet, bildlich dargestellt werden.

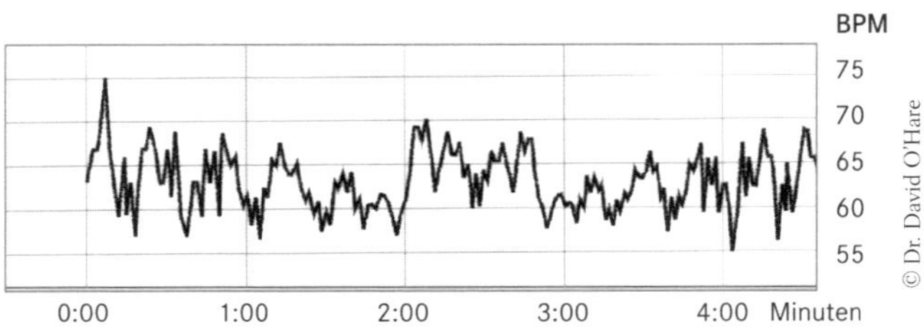

In diesem Beispiel einer Aufnahme, die etwas über vier Minuten dauerte, wurde die Herzfrequenz als Grafik in ihrem zeitlichen Verlauf aufgezeichnet.

» Wenn das Herz beschleunigt, steigt die Kurve.
» Wenn das Herz langsamer wird, fällt die Kurve.

Die horizontale Skala zeigt die Zeit in Minuten. Die vertikale Skala rechts zeigt die Herzfrequenz in Schlägen pro Minute (BPM = *beats per minute*). Die Kurve zeigt also die Schwankungen der Herzfrequenz, die Pulsschwankungen, an.

Die HRV-Amplitude

Betrachten wir noch einmal die Kurve der Herzfrequenzvariabilität. Wir erkennen, dass die Herzfrequenz zwischen einem Maximum und einem Minimum schwankt. Das wird als die Amplitude der Herzfrequenzvariabilität bezeichnet. Das Ausmaß dieser Amplitude zeigt den Grad der Fähigkeit des Herzens an, sich an Veränderungen in der Umgebung anzupassen. Eine große Amplitude ist somit ein Anzeichen für einen guten Gesundheitszustand, bei dem alles im Gleichgewicht ist.

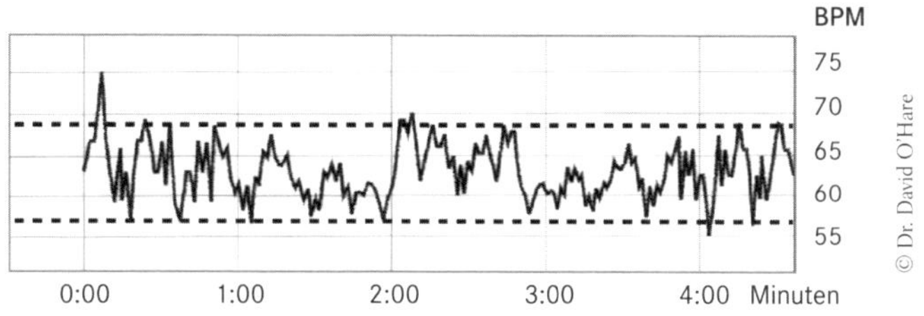

Amplitude der Herzfrequenzvariabiliät

Die Variabilitätsamplitude wird mithilfe einer Software zur Messung der Herzfrequenzvariabilität ermittelt. Anhand des Ausmaßes der Amplitude bei einer Person lässt sich ihr allgemeiner Gesundheitszustand – sowohl physisch als auch psychisch – beurteilen und einschätzen, ob ihr Lebensstil der inneren Stabilität und damit einem langen, gesunden Leben förderlich ist oder nicht. Das ist bei jedem Menschen so.

Was verringert die HRV?

» **Altern**
  – Die Variabilität unserer Herzfrequenz verringert sich pro Lebensjahr um etwa drei Prozent.
  – Sie ist so eng mit dem Alter verbunden, dass es – mithilfe einer speziellen Software – möglich ist, das biologische Alter eines Menschen auf Grundlage seiner Herzfrequenzvariabilität einzuschätzen.

» **Chronische Krankheiten**
  – Diabetes

– Herz-Kreislauf-Erkrankungen
– Krebs
– entzündliche Erkrankungen
– Fettleibigkeit
– fast alle lang dauernden Krankheiten

» **Müdigkeit**
» **Psychische Faktoren**
– Stress
– Angst
– Depressionen

» **Bestimmte Produkte und Umweltbelastungen**
– Tabak
– Umweltverschmutzung
– Substanzen, die süchtig machen
– bestimmte Medikamente

» **Der Lebensstil**
– Übergewicht
– eine sitzende Lebensweise
– Zeitverschiebungen
– Schlafmangel

Was erhöht die HRV?

» **Regelmäßige körperliche Bewegung**
» **Erholung, Urlaub, Entspannung**
» **Meditation und vergleichbare Praktiken wie zum Beispiel:**
– Achtsamkeit
– Yoga
– Taijiquan
– Qigong
– Beten
– Mantrarezitation

– der Atem-Code 3•6•5[11]
– eine gesunde, regelmäßige, ausbalancierte Lebensweise
– eine ausgewogene Ernährung
– ausreichendes Trinken
– erholsamer Schlaf
– Liebe und eine erfüllende Sexualität

Die HRV als Gesundheitsmarker

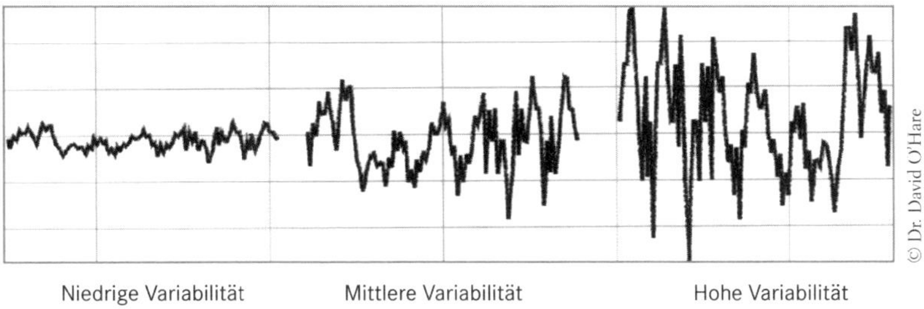

Die Herzfrequenzvariabilität ist also durch ihre Amplitude, ihre Schwingungsweite, gekennzeichnet. Diese korreliert mit der Lebenserwartung, alle Todesursachen zusammengenommen. Ein Mensch hat eine höhere Lebenserwartung als eine gleichaltrige Person, wenn die Amplitude seiner Herzvariabilität größer ist.

Die Amplitude ist in der Tat ein Indikator für den allgemeinen Gesundheitszustand und für Homöostase.[12]

Je variabler ein Herz ist, umso mehr passt es sich den jeweiligen Gegebenheiten an und umso reaktionsfähiger ist es; das spricht für einen guten Gleichgewichts- und Anpassungszustand.

11 Sie haben es natürlich sofort erkannt: Es handelt sich um das Thema dieses Buches.

12 Homöostase: die Fähigkeit eines Lebewesens, in einer wechselhaften, instabilen Umgebung einen stabilen inneren Gleichgewichtszustand aufrechtzuerhalten.

Die Herzfrequenzvariabilität lässt sich mithilfe zahlreicher Methoden erhöhen, die sich in klinischen Studien als vorteilhaft für die körperliche und seelische Gesundheit und für die Langlebigkeit erwiesen haben. Jede Aktivität, jedes Verhalten, jeder Lebensstil, der Gesundheit und Wohlbefinden fördert, äußert sich in einer fortschreitenden Zunahme der Amplitude der Herzfrequenzvariabilität.

Auf den Punkt gebracht:

1. Das Herz ändert fortwährend seine Schlaggeschwindigkeit, wird schneller und wieder langsamer. Das bezeichnet man als Herzfrequenzvariabilität.
2. Das Ausmaß der Herzfrequenzvariabilität wird anhand ihrer Amplitude, das heißt ihrer Schwingungsweite, gemessen.
3. Je größer die Amplitude, desto mehr ist ein Mensch im Gleichgewicht und umso besser ist seine Gesundheit.
4. Jede Praxis, die gut für Sie und Ihre Gesundheit ist, erhöht die Variabilität Ihrer Herzfrequenz.

(3) Herzchaos

Der genaue Blick auf die Kurve der Herzfrequenzvariabilität hat gezeigt, dass das Herz fortwährend schneller und langsamer wird. Es ist aktiv am vegetativen Nervensystem[13] beteiligt und spielt eine wesentliche Rolle bei der Fähigkeit, sich in Echtzeit an Umweltveränderungen anzupassen.

Die Umgebung, in der wir leben, verändert sich ständig, und zwar auf zufällige, unvorhersehbare und komplexe Weise. Im Prinzip leben wir in einem ständigen Chaos.

Dieses sich permanent verändernde Umfeld, unsere Gedanken, Gefühle und Empfindungen aktivieren das vegetative Nervensystem und geben dem Chaos immer neue Nahrung. Die wesentliche Rolle des autonomen Nervensystems besteht darin, ein stabiles inneres Gleichgewicht aufrechtzuerhalten, um das Leben zu schützen.

---

13 Das vegetative Nervensystem ist der willentlich nicht direkt beeinflussbare, reflexhafte, automatische Teil unseres Nervensystems, der fast alle Regulierungs- und Anpassungsprozesse des Organismus steuert. Der andere Zweig, das somatische Nervensystem, ist willentlich steuerbar und hauptsächlich für Handlungen zuständig; zu denen wir uns bewusst entschieden haben.

Das Herzchaos, das wir beobachtet haben, zeugt somit von einer schnellen, guten Anpassung des Herzens – also des gesamten Systems – an die Umgebung. Im Herzchaos zu sein ist gut, es ist der Normalzustand. Genau diese optimale Anpassungsfähigkeit hat es der menschlichen Spezies ermöglicht, in einer feindlichen, sich ständig verändernden Umgebung am Leben zu bleiben. Nur durch Homöostase konnte unsere Spezies überleben.

Das autonome Nervensystem hat zwei Subsysteme:

- **Das (ortho)sympathische Nervensystem (der Sympathikus)** ist dafür zuständig, den Körper auf Flucht oder Kampf vorzubereiten, indem es Ressourcen, Energie und Aufmerksamkeit für den entsprechenden Fall mobilisiert. Es nutzt Adrenalin (und natürlich auch andere Botenstoffe) und beschleunigt das Herz, um die Durchblutung zu steigern und den Blutdruck zu erhöhen und um Sauerstoff und Glukose zur Verfügung zu stellen, beides wichtige »Treibstoffe« für die Muskeln. Meist wird es einfach sympathisches Nervensystem oder Sympathikus genannt, ohne die Vorsilbe »ortho«.
- **Das parasympathische Nervensystem (der Parasympathikus)** ist der andere Zweig, der für Ruhe, Entspannung, Erholung und den Wiederaufbau von Ressourcen verantwortlich ist. Dieses System beruhigt und verlangsamt das Herz durch den Vagusnerv. Vielleicht haben Sie schon einmal andeutungsweise etwas vom »vasovagalen Schock« oder von der »vasovagalen Ohnmacht« gehört. Darunter versteht man die zu starke Stimulation des Vagusnervs, was eine plötzliche drastische Verlangsamung der Herzfrequenz und einen vorübergehenden Kollaps (Synkope) – umgangssprachlich auch »Ohnmacht« genannt – auslöst.

Wir passen uns fortwährend in Echtzeit an wahrgenommene Veränderungen und mögliche Bedrohungen an, indem wir abwechselnd den Sympathikus (Gaspedal) oder den Parasympathikus (Bremse) aktivieren.

Und genau dieses ungeregelte, »chaotische« Auf und Ab ist in aufgezeichneten Pulskurven sichtbar.

Chaos ist der normale Zustand der Herzfrequenz, es ist der Beweis dafür, dass wir in der Lage sind, uns angesichts der unaufhörlichen Veränderungen in unserer Umgebung jederzeit schnell anzupassen.

Auf den Punkt gebracht:

1 Die Welt verändert sich ständig, in chaotischer, also unvorhersehbarer Weise.

2 Die auf der Pulskurve beobachtete Herzfrequenzvariabilität ist ebenfalls chaotisch, denn sie reagiert in Echtzeit auf Veränderungen, um die Herzfrequenz den jeweiligen Anforderungen anzupassen.

3 Das (ortho)sympathische Nervensystem wirkt wie ein Gaspedal auf das Herz.

4 Das parasympathische Nervensystem wirkt wie eine Bremse auf das Herz.

5 Die Kurve der Herzfrequenzvariabilität ermöglicht es uns, die Arbeit des vegetativen Nervensystems zu beobachten.

(2) Herzkohärenz

Die Herzkohärenz wurde erstmals von Dr. David Servan-Schreiber in seinem Bestseller *Die Neue Medizin der Emotionen*[14] einem größeren Publikum präsentiert; dem Thema sind darin zwei Kapitel gewidmet. Mit über einer Million verkauften Exemplaren des französischen Originals und Übersetzungen in mehr als 50 Sprachen ist dieses Buch zu einer weltweiten Referenz für persönliche Entwicklung und Selbsthilfe geworden. Herzkohärenz ist eine persönliche Praxis zur Stressbewältigung und zum optimalen Umgang mit Gefühlen.

Der Begriff »Herzkohärenz« taucht in Presse und Medien oder in Publikationen aus der Feder von Ärzten und Wissenschaftlern immer häufiger auf. Sie ist ein besonderer Zustand der *Herzfrequenzvariabilität,* wie weiter oben bereits dargelegt.

Mithilfe der zwar etwas sperrigen, aber wesentlichen Konzepte der Herzfrequenzvariabilität können Sie Herzkohärenz sofort verstehen. Sie lässt sich anhand einer sehr einfachen Übung demonstrieren.

---

14 Servan-Schreiber, David: *Die Neue Medizin der Emotionen. Stress, Angst, Depression – Gesund werden ohne Medikamente.* Goldmann, München 2006 (4. Aufl.).

Ich bitte Sie, jetzt einmal Ihre Vorstellungskraft zu bemühen.

Lassen Sie die Szene, die ich nun beschreibe, vor Ihrem geistigen Auge erstehen. Diese Demonstration ist Teil all meiner Seminare oder Workshops, und ich schlage sie auch meinen Klienten bei der ersten Zusammenkunft vor. Es wäre mir lieber, wenn Sie mir gegenübersitzen könnten, damit dieser Moment für Sie greifbarer, authentischer und realer wird. Doch in der Vorstellung funktioniert es auch.

Stellen Sie sich vor:

Ein Tisch, ein Computer, zwei Stühle davor, Ihrer und meiner, relativ nah beieinander.

Setzen Sie sich vor den Computer und machen Sie es sich bequem, entspannen Sie sich, es ist lediglich eine Demonstration.

Nun bringe ich an einem Ihrer aufmerksamen Ohren – genauer gesagt am Ohrläppchen – einen kleinen Clip an, der über ein Kabel mit dem Computer auf dem Tisch verbunden ist (wie in der Abbildung auf S. 18).

Blicken Sie auf den Bildschirm. Ihr Herzschlag wird angezeigt. Wenige Sekunden später zeigt die Software die Kurve Ihrer Herzfrequenzvariabilität an.

Sie sind ruhig, sitzen aufmerksam da. Kein Lärm, wenig Stress außer der leichten Aufregung der Neugier und Vorfreude auf die nächsten Momente. Dennoch schwankt Ihre Herzfrequenz. Ihr Herz wird ohne ersichtlichen Grund schneller und langsamer. Das ist normal. Ihr Herz spielt seine Rolle perfekt. Ihr Autopilot überwacht und reguliert für Sie alle Konstanten Ihres Körpers.

Wir zeichnen Ihre Herzfrequenz etwa anderthalb Minuten lang auf. Sie sieht wahrscheinlich so aus:

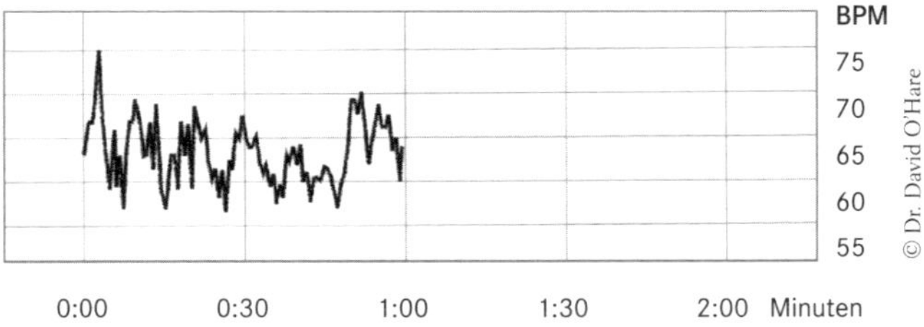

Dann erkläre ich Ihnen, dass Ihre durchschnittliche Herzfrequenz bei etwa 62 Schlägen pro Minute (BPM = *beats per minute*) liegt, dass Ihre Herzfrequenz bei einer Minute Aufzeichnung etwa 67 BPM betrug, dass Ihr Herz bei Beginn der Aufzeichnung auf 75 Sekunden beschleunigte und dass die Herzfrequenz während der Aufzeichnung zwischen 57 und 75 Schlägen schwankte. Nehmen Sie sich Zeit, es anhand der Kurve nachzuvollziehen, dann wird es klarer.

Sehen Sie mich jetzt an.

Wir werden jetzt zusammen atmen. Ich leite Ihre Atmung mit meiner Hand. Blicken Sie entspannt auf meine Hand. Ich spiele Dirigent. Sie sind der Solist. Ihr Blasinstrument ist der Atem.

Wenn ich meine Hand nach oben führe, atmen Sie bitte durch die Nase ein, tief in den Bauch hinein. Folgen Sie dem langsamen Tempo meiner Handbewegung. Wenn ich meine Hand senke, atmen Sie bitte langsam aus, als wollten Sie in Zeitlupe alle Kerzen auf einem Kuchen auspusten, ohne dass der Puderzucker wegfliegt. Ganz langsam.

Wir machen noch ein paar Atemzüge lang so weiter.

Blicken Sie noch nicht auf den Bildschirm. Atmen Sie und konzentrieren Sie sich ganz auf den Atem. Einatmen. Pusten. Einatmen. Pusten. So fahren wir etwa eine Minute lang fort.

Sie dürfen nun auf den Bildschirm schauen:

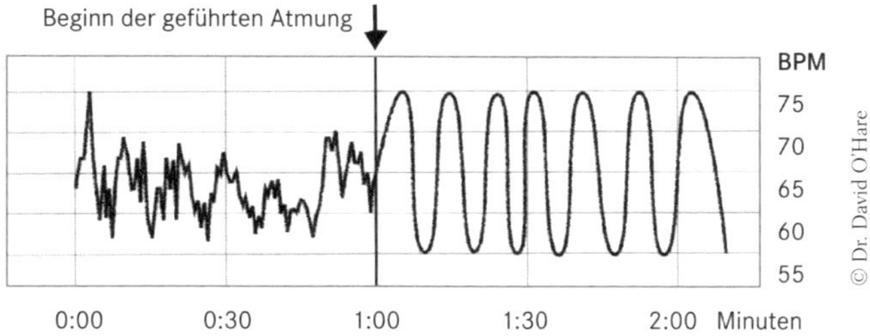

Ihre Herzfrequenzkurve sieht nun eindeutig anders aus.

Sobald Sie im Rhythmus meiner Hand langsam geatmet haben, ist die Kurve gleichmäßiger, und die Ausschläge nach oben und unten (die Amplitude) sind größer geworden.

Eine solche Kurve ergibt sich jedes Mal, wenn Sie diese Übung des tiefen, bewussten angeleiteten Atmens wiederholen.

Vor Beginn der geführten Atmung (vor dem Pfeil) war die Kurve chaotisch.

Mit der geführten Atmung (hinter dem Pfeil) ist die Kurve kohärent geworden – und Sie befinden sich damit in einem Zustand der Herzkohärenz.

Sie stellen fest …

» Die Kurve der Herzfrequenzvariabilität wird harmonisch und ruhig.
» Die Amplitude nimmt zu.
» Die Herzfrequenzvariabilität synchronisiert sich mit der Atmung.

… und hier die Erklärung:

Beim Einatmen wird das Herz schneller. Der Mechanismus ist komplex – es findet eine Hemmung des parasympathischen Systems (der Bremse) statt, etwa so, als würde man auf einer abschüssigen Straße den Fuß von der Bremse nehmen: Das Auto beschleunigt.

Wenn Sie ausatmen, verlangsamt sich das Herz. Beim Ausströmenlassen der Luft zieht sich der Bauch zusammen; das stimuliert das parasympathische System (die Bremse), was das Herz langsamer werden lässt. Es ist, als würde man beim Bergabfahren wieder bremsen.

Kleiner Exkurs: Sympathikus und Parasympathikus

Das sympathische System ist das Gaspedal für das Herz, wie wir bereits wissen; es ist das System von Kampf oder Flucht, Verteidigung oder Angriff; es mobilisiert nach außen, auf die Muskeln gerichtete Energie. Sein Hauptbotenstoff ist das Adrenalin. Scharfes blockiertes Einatmen beschleunigt das Herz. Genau das passiert, wenn wir Angst haben. Es kommt dann zu einer heftigen automatischen Einatmung mit anschließendem Luftanhalten; die Luft, die wir mit einem angsterfüllten »Hhh« einatmen, wird blockiert. Ihr Autopilot hat dem Herzen befohlen, schneller zu schlagen und sich auf Flucht oder Kampf vorzubereiten, die Atemblockade hat er hinzugefügt, um die Botschaft noch eindringlicher zu machen.

Und was tun Sie, wenn die Gefahr vorüber ist? Sie stoßen einen tiefen Seufzer der Erleichterung aus, ein befreiendes »Uff«, und damit entweicht auch die blockierte Luft in Ihrer Brust. So stimulieren Sie das parasympathische System. Es ist zuständig für Entspannung, Erholung, Wiederauftanken und Bewahren der Energie, richtet die Energie nach innen und beruhigt sie. Alles kommt zur Ruhe und ordnet sich wieder, bereit für die nächste Alarmsituation.

Ende Exkurs in angewandter Physiologie!

Es ist also möglich, die Beschleunigung und Verlangsamung des Herzens mithilfe der Atmung zu kontrollieren. Damit eröffnet sich uns hier über einen Umweg eine Methode, unser vegetatives Nervensystem zu beeinflussen, von dem wir dachten, es sei dem Willen nicht zugänglich. Wir haben eine Lücke im Schutzwall unseres automatischen Steuerungssystems gefunden – und wir werden sie nutzen.

Das vegetative Nervensystem ist unser Autopilot, es reguliert alle automatischen Abläufe unseres Körpers. Dazu gehören die Körpertemperatur, der Blutzuckerspiegel, die Verdauung, der Hormonspiegel, Wach- und Schlafphasen, Hunger- und Sättigungsgefühle, die Atemfrequenz, das Körpergewicht (ja, auch das ist eine automatische, vom Willen unabhängige Regulierung), der Menstruationszyklus, die Herzfrequenz und Tausende anderer Variablen, die jede Sekunde angepasst werden, ohne dass wir davon wissen oder es beabsichtigen. Im Gegensatz zum Flugzeug-Autopiloten lässt sich unser autonomes Nervensystem nicht ausschalten. Sie könnten unbesorgt den Versuch unternehmen, sich umzubringen, indem Sie nicht mehr atmen – es ist unmöglich, gegen Ihr autonomes Nervensystem können Sie nicht an.

Wir haben jedoch einen Weg gefunden, ins System einzudringen, und dieses trojanische Pferd ist die Atmung. Denn dadurch, dass Sie Ihre Atmung im Griff haben, erlangen Sie doch eine gewisse Kontrolle über Ihre Automatismen.

Atmen Sie noch einmal tief durch, bevor wir nun unsere Erkundung fortsetzen.

Sobald die Atmung bewusst wird, das heißt, wenn ich sie beobachte und willentlich kontrolliere, gelange ich automatisch in einen regelmäßigen Rhythmus tiefer, weiter Ein- und Ausatmung. Dabei wird das Herz trainiert und mit der Atmung synchronisiert. Dieses Phänomen wurde von Antonio Valsalva[15] um 1705 herum in Italien beschrieben.

Beobachtet man die Pulskurve, während man bewusst tief und regelmäßig atmet, dann wird die chaotische Herzfrequenz kohärent, und ihre Schwankungen sind bei jedem Atemzug gleichmäßig. Genau das haben wir weiter oben gemeinsam mithilfe der Vorstellungskraft getan. Dieses Phänomen trägt den barbarischen Namen Respiratorische Sinusarrhythmie (RSA), die offizielle wissenschaftliche Bezeichnung der Herzkohärenz oder des Vaschillo-Effekts (nach dem russischen Arzt, der ihn genauer erforscht hat). Sie verstehen sicherlich, dass es einfacher ist, »Herzkohärenz« zu sagen als »respiratorische Sinusarrhythmie aufgrund des Vaschillo-Effekts«.

Und damit noch immer nicht genug. Bei unserem vorhergehenden Beispiel, das wir in der Fantasie durchlaufen haben, habe ich Sie nicht nur auf Ihre tiefe, regelmäßige Atmung aufmerksam gemacht, sondern Ihnen auch, ohne es zu sagen, eine besondere Atemfrequenz auferlegt: eine **fünf Sekunden** lange Einatmung, gefolgt von einer **fünf Sekunden** langen Ausatmung.

Atmet man langsam, tief und regelmäßig mit der Frequenz von sechs Zyklen pro Minute in den Bauch hinein, dann stellt sich ein seltsames Phänomen ein: die sogenannte Herzresonanz. Es handelt sich auch hier um Herzkohärenz, also um eine regelmäßige, hohe, mit der Atmung synchronisierte Kurve, doch sobald die Resonanzfrequenz von sechs Atemzügen pro Minute gegeben ist, erreicht die Amplitude der Pulskurve ein Maximum. Herzkohärenz ist ganz einfach die Kurve der Herzfrequenz-

15 Antonio Maria Valsava, Anatom und Arzt, geboren 1666 in Imola. Er war auch derjenige, der entdeckte, wie man sich beim Ausatmen die Nase zuhält, um die Ohren beim Tauchen (oder heutzutage im Flugzeug) frei zu bekommen.

variabilität, die mit der Atmung in Kohärenz tritt. Der Zustand der Herzkohärenz ist ein willentlich herbeigeführter Zustand. Er ist vorübergehend, denn er hält nur so lange an wie die rhythmische Atmung. Herzresonanz nennt man den Zustand der Herzkohärenz, der durch eine Atemfrequenz von sechs Atemzügen pro Minute herbeigeführt wird.

Der Zustand der Herzkohärenz hat zahlreiche positive physiologische, biologische und physische Auswirkungen.

So wirkt Herzkohärenz

Unmittelbare vorübergehende Wirkungen

Diese Auswirkungen halten so lange an wie der durch Atmen herbeigeführte Zustand der Herzkohärenz:

- » Erhöhung der Amplitude der Herzfrequenzvariabilität
- » Die Kurve wird rund, regelmäßig, man bezeichnet sie als »kohärent« im Gegensatz zum vorhergehenden »Chaos«.

Der Effekt ist eine fast unmittelbar spürbare **Beruhigung und Entspannung.** Blutdruck und Herzfrequenz sinken langsam ab, Gelassenheit breitet sich aus, das Gehirn geht in einen »Stand-by«-Modus ruhiger Aufmerksamkeit.

Unmittelbare anhaltende Wirkungen

Dies sind Wirkungen, die sich während der Sitzung nach einigen (in der Regel nach drei bis vier) Minuten einstellen und mehrere (normalerweise vier bis sechs) Stunden[16] anhalten.

---

16 Die Ergebnisse beruhen hauptsächlich auf Studien, die am *Heartmath Institute* in Kalifornien durchgeführt wurden. Das Institut arbeitet seit 1991 an der Erforschung der Herzkohärenz; es verfügt über ein eigenes Labor und beschäftigt eigene Wissenschaftler.

- **Absinken des Cortisols** in Blut und Speichel. Cortisol ist das primäre Stresshormon, das bei Anspannung ausgeschüttet wird. Der Effekt der Herzkohärenz auf Cortisol erklärt zum großen Teil die positive Wirkung der 3 • 6 • 5-Atempraxis bei Stress.
- **Anstieg von DHEA** (Dehydroepiandrosteron), einem Hormon, das an der Regulierung von Cortisol beteiligt ist. Es spielt auch eine Schlüsselrolle beim Verlangsamen des Alterungsprozesses: Als einziges Hormon nimmt sein Spiegel mit zunehmendem Alter gleichmäßig ab; daher wird es auch als »Jungbrunnenhormon« bezeichnet. Der günstige Effekt der Herzkohärenz auf den Alterungsprozess erklärt sich zum großen Teil aus ihrer Wirkung auf den DHEA-Spiegel.

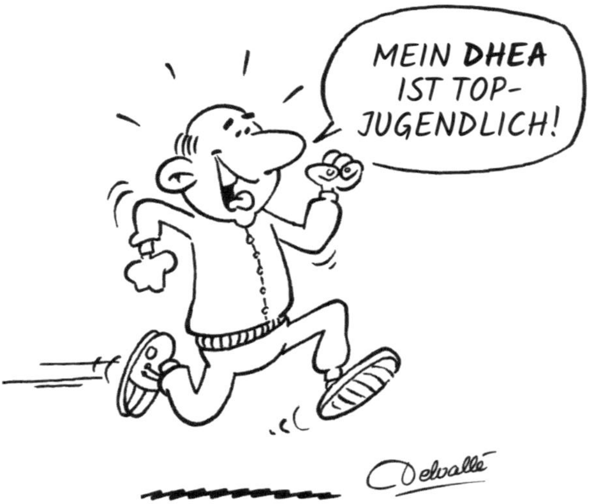

- **Erhöhung des IgA** (Immunglobulin A) im Speichel, eines Antikörpers, der zur Immunabwehr beiträgt. Ein Großteil des immunstärkenden Effekts der Herzkohärenz beruht auf ihrer Wirkung auf das IgA.

» **Erhöhte Oxytocinausschüttung.** Oxytocin ist ein ganz besonderer Neurotransmitter, der emotionale Informationen übermittelt. Es wirkt bindungsfördernd und wird daher auch als Kuschelhormon bezeichnet. Ausgeschüttet wird es vor allem von Frauen, während sie gebären und wenn sie stillen, es stärkt offenbar die Bindung zu ihrem Kind. Die vermehrte Ausschüttung von Oxytocin durch Herzkohärenz vermittelt das Behagen, das man im Beisammensein mit Menschen empfindet, die man mag. »Warmherzig sein«, »da wird einem warm ums Herz«, »ein großes Herz haben« – Redensarten wie diese finden hier ein biologisches Echo.

» **Erhöhung des atrialen naturiuretrischen Faktors** (**ANF**), eines vom Herzen ausgeschütteten Hormons zur Regulierung des Blutdrucks. Seine blutdrucksenkende Wirkung erklärt die sehr interessanten Auswirkungen der Herzkohärenzpraxis auf Bluthochdruck.

» **Zunahme der Alphawellen** im Gehirn, jener langsamen Wellen, die von einem Elektroenzephalogramm (EEG) aufgezeichnet werden. Es sind Wellen ruhiger, aufmerksamer Wachheit. Sie fördern die Erinnerungsfähigkeit und das Lernen, kommen bei der Koordination und Kommunikation ins Spiel und optimieren die Prozesse der Großhirnrinde (zerebraler Cortex), um Bereiche zu hemmen, die gerade entbehrlich sind. Viele Meditationspraktiken versuchen, die Anzahl dieser Wellen zu erhöhen, auch Herzkohärenz erzielt dieses Ergebnis.

» **Günstige Wirkung auf viele Neurotransmitter** (Hormone, die Emotionen übermitteln) einschließlich Dopamin (Genuss- und Belohnungshormon) und Serotonin (ein Hormon mit komplexer Wirkung, das eine wichtige Rolle bei der Vorbeugung von Depressionen und Angstzuständen spielt).

» **Verringerte Wahrnehmung von Stress** und anderer unangenehmer Gefühle. Mehrere klinische Studien haben gezeigt, dass einige Minuten Herzkohärenz im Anschluss an einen Zustand der Wut die negativen gesundheitlichen Auswirkungen dieser Emotion deutlich verringern kann.
» **Allgemeiner Eindruck der Ruhe,** Loslösung und Distanz zu den Ereignissen (bestätigt durch Studien mit Fragebogen).

Bleibende Wirkungen

Eine bleibende Wirkung gibt es nicht!

Das ist kein Scherz, sondern eine Feststellung. Die einzige Möglichkeit, eine Langzeitwirkung zu erzielen, besteht darin, diese Atmung mehrmals täglich zu praktizieren, um die mittelfristigen Effekte auf lange Sicht zu akkumulieren.

Alle unten aufgeführten Auswirkungen werden durch regelmäßiges Üben – das heißt drei- oder viermal täglich mindestens fünf Minuten lang – erreicht. Allerdings verstärkt sich die Wirkung im Lauf der Zeit offenbar. Durch regelmäßige Praxis der Herzkohärenz, wie ich sie empfehle, kann man die positiven Effekte »ansammeln« und dadurch Fortschritte erzielen.

Die positiven Langzeitwirkungen beginnen sich im Durchschnitt etwa sieben bis zehn Tage nach Beginn der regelmäßigen Herzkohärenzpraxis zu zeigen und halten auch noch mehrere Wochen nach Beendigung der Praxis an.

Die folgenden längerfristigen Effekte wurden von der medizinischen Forschung beschrieben:

» **Blutdrucksenkung** bei leichter bis mittelschwerer arterieller Hypertonie (Bluthochdruck). Aufgrund dieses Effekts gilt die Herzkohärenzpraxis inzwischen als sinnvolle Maßnahme, bevor über den Einsatz von Medikamenten nachgedacht wird.

- » **Verringerung des Risikos von Herz-Kreislauf-Erkrankungen**
- » **Abnahme von Angst und Depressionen**
- » **Bessere Regulierung des Blutzuckerspiegels** bei Diabetikern und Vorbeugung von neurologischen Schäden und Durchblutungsstörungen als Folge der Zuckerkrankheit
- » **Verringerung des Bauchumfangs** und Gewichtsabnahme bei fettleibigen Menschen
- » **Bessere Erholung nach sportlicher Anstrengung.** Im Hochleistungssport wird Herzkohärenz schon seit vielen Jahren praktiziert. Tatsächlich war es eines der ersten Anwendungsgebiete der Herzkohärenz.
- » **Verbesserte Konzentration und Gedächtnisleistung**
- » **Verringerung von Aufmerksamkeitsdefizit- und Hyperaktivitätsstörungen**
- » **Bessere Schmerztoleranz** und Schmerzreduktion. Besonders deutlich sind die Auswirkungen bei neurologischen Schmerzen wie Migräne, Ischias und Neuralgie.
- » **Linderung von Asthma**
- » **Positiver Einfluss bei pathologischen Entzündungen.** Herzkohärenz könnte so dazu beitragen, bestimmten chronischen Krankheiten vorzubeugen.

(1) Herzresonanz

Der Zustand der Herzkohärenz kann auf unterschiedlichen Wegen erreicht werden. Die Atmung im Rhythmus von sechs Atemzügen pro Minute ist eine davon. Weitere Praktiken werden wir im Verlauf des Buches noch kennenlernen.

Ich beginne mit der einfachsten, automatischsten und physiologischsten Methode: Wenn man bewusst ganz langsam und tief sechsmal pro Minute atmet, kann man mit annähernder Sicherheit davon ausgehen, dass man sich im Zustand der Herzkohärenz befindet.

Ebendiese Methode, Herzkohärenz durch sechs Atemzüge in der Minute zu erzielen, bezeichne ich als Herzresonanz. Sie ist, wie gesagt, nicht die einzige Methode, aber die einfachste und daher anfangs am besten geeignet. Sie kann später immer noch perfektioniert werden.

Die Resonanzfrequenz von sechs Atemzügen pro Minute ist von besonderem Interesse für uns, denn es handelt sich dabei um eine spezifische physiologische Konstante, die dem Menschen eigen ist. Tatsächlich variiert sie nur leicht von Mensch zu Mensch – das hängt mit der Körpergröße zusammen (es würde an dieser Stelle zu weit führen, die Ursache genau zu erklären, aber wenn es Sie interessiert, hindert Sie nichts daran, die »Traube-Hering-Mayerschen Wellen« mit Ihrem Lieblings-Webbrowser zu finden, um zu verstehen, wie sich die Länge der Aorta auf die Resonanzfrequenz auswirkt).

Der Rhythmus von sechs Atemzügen pro Minute entspricht einer Atemfrequenz von 0,1 Hertz (der Maßeinheit für Frequenzen). Ein Ereignis pro Sekunde ist ein Hertz (Hz), ein Ereignis alle zehn Sekunden ist ein Zehntel davon, also 0,1 Hz.

Es scheint, als sei 0,1 Hz eine Resonanzfrequenz vieler Biorhythmen, als würde eine unserer Körperfunktionen (die Atmung) eine Reihe günstiger Biorhythmen nach sich ziehen. Solche förderlichen Biorhythmen wären eine Erklärung für die positiven Auswirkungen einer regelmäßigen Herzkohärenzpraxis. So haben auch Sympathikus und Parasympathikus eine gemeinsame Resonanzfrequenz von ungefähr 0,1 Hz. Wenn wir mit unserer Atmung diese Frequenz erreichen, sind beide Systeme im Gleichgewicht, und es kommt zu einer Verstärkung ihrer Resonanz und Effizienz.

Ich möchte meine Erklärungen nicht unnötig verkomplizieren und weise daher an dieser Stelle nur darauf hin, dass Herzkohärenz-Software meistens eine Kurve aufzeichnet, die als Spektrogramm bezeichnet wird und es ermöglicht, die sympathische oder parasympathische Aktivierung auf dem Bildschirm in Echtzeit zu »sehen« – eben durch ihre jeweilige Frequenz. Der 0,1-Hertz-Bereich ist auf dem Spektrogramm der Bereich, in dem sich beide Systeme überlappen.

Auf den Punkt gebracht:

1 Herzfrequenzvariabilität ist die Fähigkeit des Herzens, unter dem Einfluss von Veränderungen in der Umgebung schneller oder langsamer zu werden, wobei die Amplitude der

Herzfrequenzvariabilität ein Hinweis auf den Grad unserer Anpassungsfähigkeit ist.

2 Das Herzchaos ist der normale Zustand, der von der Kurve der Herzfrequenzvariabilität wiedergegeben wird. Das Herz beschleunigt und verlangsamt sich ungeordnet, weil es sich unmittelbar an eine sich ständig verändernde, chaotische Umgebung anpasst.

3 Herzkohärenz ist ein besonderer Zustand der Herzfrequenzvariabilität, der durch einen bestimmten Atemrhythmus hervorgerufen wird. Er führt zu einer Zunahme der Amplitude, zur Synchronisation mit der Atmung und hat vor allem viele positive Auswirkungen auf Gesundheit und Wohlbefinden.

4 Herzresonanz ist ein Zustand der Herzkohärenz, der durch bewusstes freies Atmen in einem Rhythmus von sechs Atemzügen pro Minute (0,1 Hz) erreicht wird; positive Wirkungen werden so verstärkt und erreichen ein Maximum.

Die Grundlagen des Atem-Codes 3·6·5

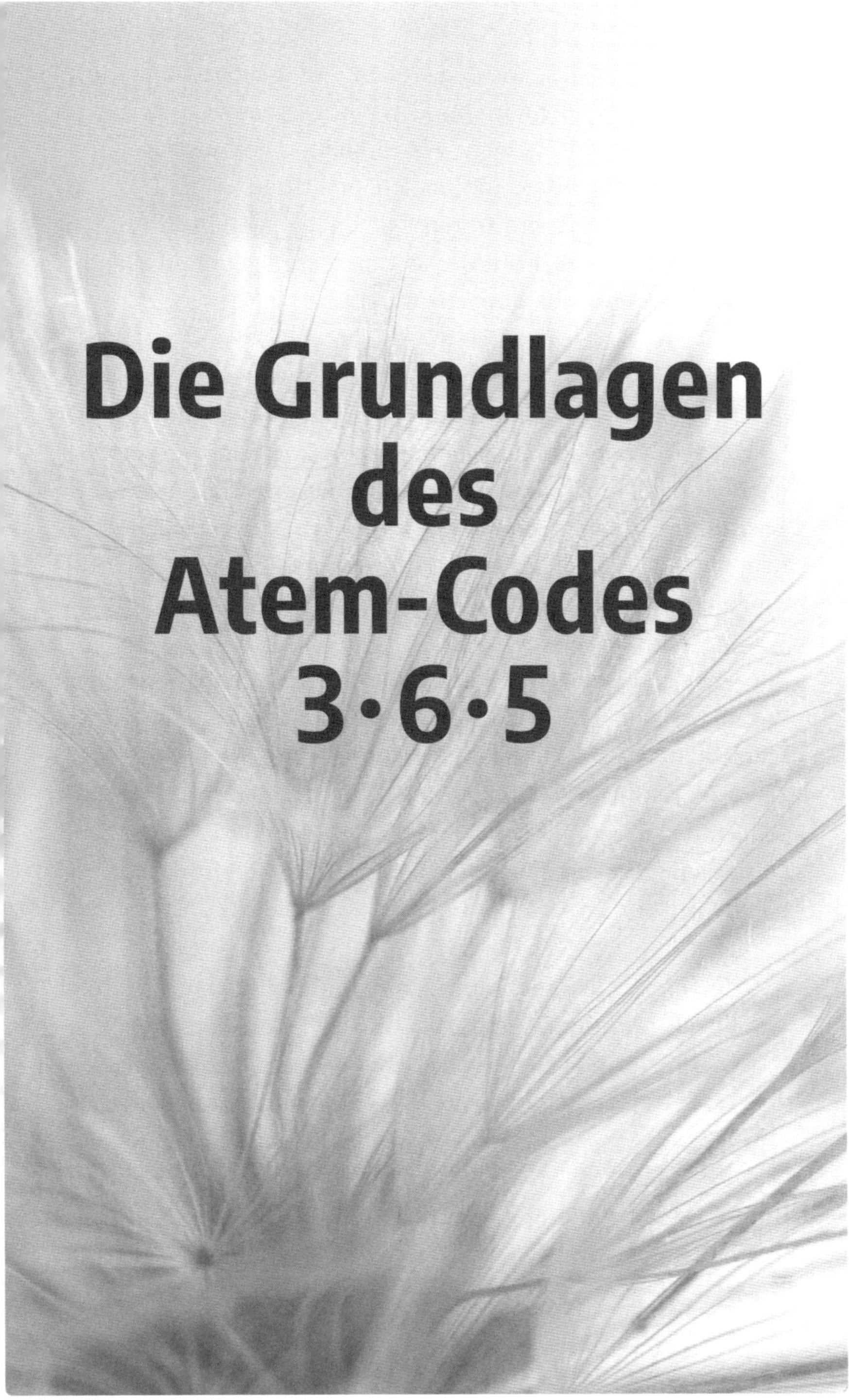

Sprechen Sie es aus, wie Sie wollen: »drei sechs fünf«, »drei fünfundsechzig« oder »dreihundertfünfundsechzig« – wie auch immer Sie sich entscheiden, 3•6•5 bleibt die Grundlage.
3•6•5 ist eine Übung, die täglich praktiziert wird. Die Entscheidung, sie zu einem festen Teil Ihres Tagesablaufs zu machen, ist der erste Schritt, der es Ihnen ermöglicht, in Zukunft noch bessere Entscheidungen zu treffen.

3•6•5: Drei Ziffern, eine Zahl – das ist das kleine Einmaleins der Methode. Sie sollten es beherrschen, bevor Sie sich der höheren Mathematik und komplexeren Formeln der persönlichen Entwicklung zuwenden. 3•6•5: Das ist die thematische Basis dieses Buches, und ich möchte, dass Sie bald sagen können: »Das ist mein Thema.« Und 3•6•5 ist sozusagen die Multiplikationstabelle Ihrer Fähigkeiten, besser zu leben.

3•6•5 bezieht seine Quellen aus mehreren Strömungen, einige davon aus neuerer Zeit, andere sehr alt. Hauptquelle ist die Herzkohärenz, die wir gerade definiert haben; weitere wichtige Zu- und Einflüsse sind Meditation, Achtsamkeit und jahrtausendealte Atempraktiken. Zudem ist es ein geistiger und körperlicher Zustand, ein Zustand der Vorbereitung auf das Handeln.

3•6•5 vereint in einer einzigen Grundübung eine Vielzahl bewährter, wirksamer und zuverlässiger Resultate der Wissenschaft vom Menschen. Es handelt sich um eine Praxis, die extrem vereinfacht wurde – eben um praktikabel zu sein.

Rufen wir uns die drei Zeilen des Atem-Codes 3•6•5 in Erinnerung:

3 Mal täglich …
6 Atemzüge pro Minute …
5 Minuten lang.

Nun sind Sie vollständig im Bilde – oder nicht? Meiner Ansicht nach könnten einige Erklärungen durchaus noch willkommen sein, um Ihre Praxis zu bereichern und zu verbessern. Daher werden wir die Zahl 3•6•5 im Folgenden noch etwas genauer entschlüsseln.

3 Mal am Tag

Die Übung 3•6•5 sollte jeden Tag praktiziert werden, um Ergebnisse zu erzielen. Die drei Zahlen, aus denen sich die Bezeichnung zusammensetzt, haben jeweils eine Begründung, die sich sowohl auf Physiologie und Erkenntnisse klinischer Studien als auch auf Erfahrungen regelmäßig Praktizierender stützt.

Die positiven Auswirkungen der Herzkohärenzpraxis sind vorübergehend, das heißt, sie halten nur wenige Stunden nach Beendigung der Übung an, wie wir auf Seite 35ff. gesehen haben.

Allem Anschein nach bestehen die physiologischen und psychologischen Wirkungen etwa drei bis sechs Stunden nach Ende der Praxis fort. Zur Vereinfachung wollen wir daher eine durchschnittliche Dauer der gesundheitsfördernden Effekte von vier Stunden ansetzen. Dieser Zeitraum entspricht auf jeden Fall dem, was die meisten Therapeuten und regelmäßig Praktizierenden dieser Methode in den über zehn Jahren des Bestehens der Praxis beobachtet haben.

Die Hauptwirkung einer Herzkohärenzsitzung besteht darin, emotional wieder ins Gleichgewicht zu kommen, sich wieder zu zentrieren und das Stresshormon Cortisol zu regulieren. Es ist daher sinnvoll, diesen Zustand der inneren Balance und der Zentrierung den ganzen Tag über aufrechtzuerhalten. Am Abend zu praktizieren ist nicht unbedingt notwendig (bis auf wenige Sonderfälle, wie zur Behandlung von Schlaflosigkeit oder Albträumen). Da ein Tag etwa zwölf Stunden hat, ist es mit drei Sitzungen im Abstand von vier Stunden möglich, die günstige Wirkung auf das allgemeine körperliche und psychische Gleichgewicht den ganzen Tag über beizubehalten. Für besonders lange Tage kann man eine vierte Sitzung hinzufügen.

Hier also die Zeiteinteilung, die unter normalen Umständen empfehlenswert ist:

Erste Sitzung: nach dem Aufstehen

Dies ist die wichtigste Sitzung des Tages.

Sie sollte so bald wie möglich nach dem Aufstehen (nicht im Liegen), möglichst noch vor dem Kaffee und vor dem Frühstück, aber vorsichtshalber nach dem Toilettengang erfolgen.

Zu diesem Zeitpunkt des Tages ist der Cortisolspiegel am höchsten. Cortisol ist das Hormon, das uns ermöglicht, mit Stress fertigzuwerden. Es wird von unserer Nebennierenrinde als Reaktion auf Belastungen, Bedrohungen und Aufgaben, die erledigt werden müssen, ausgeschüttet. Ohne Cortisol kämen wir morgens nicht aus dem Bett, es mobilisiert unsere Energie bereits etwa eine Stunde vor dem Aufwachen. Unsere biologische Uhr hat unsere Gewohnheiten eingespeichert und diese Cortisolausschüttung vorprogrammiert wie bei einer programmierbaren Kaffeemaschine. Es gibt nur eine Tasse frisches Cortisol, um den Tag zu beginnen, eine! Wären Sie überrascht zu erfahren, dass die physiologische Wirkung von Koffein mit der von Cortisol vergleichbar ist? Indem wir unsere Kaffeemaschine für den Morgen programmieren, versuchen wir, unserem vegetativen Nervensystem ein bisschen unter die Arme zu greifen.

Zu viel Cortisol ist wie zu viel Kaffee. Wie bei allen guten Dingen gibt es auch hier ein angemessenes Gleichgewicht. Die Cortisolausschüttung erfolgt automatisch – sie hängt vom vegetativen Nervensystem ab und ermöglicht es, auf Veränderungen in der Umgebung zu reagieren. Der Übergang vom gemütlichen, ruhigen Bett zu einem Tag im Büro, auf der Baustelle oder in der Schule ist ein enormer Tempowechsel und ein echter täglicher Stressfaktor.

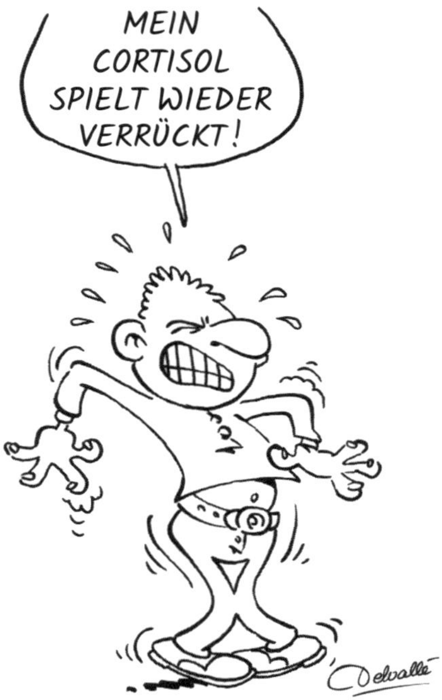

Das Problem des heutigen Lebens besteht darin, dass die Stressfaktoren sich mehren, gewaltig anwachsen und dass immer neue hinzukommen, so lange, bis unsere gute alte Kaffeemaschine überläuft. Wir sind nicht darauf programmiert, so viele Informationen, Anforderungen, Klingeltöne, Entscheidungen und Wahlmöglichkeiten aufzunehmen und darauf zu reagieren. Angesichts der Vielzahl an Faktoren, die Stress auslösen, müssten wir das Wort eigentlich mit mindestens drei »s« am Ende schreiben!

Es dauert etwa vier Stunden, bis ein hoher Cortisolspiegel (zum Beispiel am Morgen) wieder zu seinem Basiswert zurückkehrt. Die Herzkohärenzübung verringert das Ausgangsniveau und beschleunigt die Rückkehr zu einem normalen Wert. Die Sitzung nach dem Aufstehen ist daher bei Weitem die wichtigste.

Verschiedene Studien, bei denen unmittelbar vor und nach einer minutenlangen Herzkohärenzübung das Cortisol im Speichel gemessen wurde,[17] zeigten ein Absinken des Cortisols um bis zu 20 Prozent; das ist ein beachtliches Ergebnis – das Sie mit jeder Sitzung erreichen können. Wussten Sie eigentlich, dass überschüssiges Cortisol die Fähigkeit mindert, zu denken und Entscheidungen zu treffen?

Die morgendliche Sitzung ist zwar wichtig, aber es ist auch schwierig, sie wirklich jeden Tag (also 365 Mal im Jahr) in die Routine einzubauen und beizubehalten. Die Praxis der Herzkohärenz ist also einfach, aber nicht leicht. Es ist wie mit dem Zähneputzen: Wir haben keinen unmittelbaren Spaß daran, es jeden Tag mehrmals zu tun. Darum ist es so wichtig, das Üben zu einem Ritual zu machen, bis man schließlich den Nutzen erkennt, der daraus erwächst. Stehen Sie nötigenfalls zehn Minuten früher auf – diese zehn Minuten sind die gewinnbringendsten des ganzen Tages.

Übermäßiger Stress führt mit all seinen Auswirkungen zu einer niedrigeren Lebenserwartung, und zwar unabhängig von

---

17 Studien des Heartmath Research Institute in Boulder Creek, Kalifornien.

der Todesursache. Diese Verkürzung kann bis zu fünf, sechs oder sogar zehn Jahre betragen![18] Die Amplitude der Herzfrequenzvariabilität korreliert umgekehrt proportional mit dem Stressniveau, das heißt: Je mehr Stress Sie haben, desto geringer ist die Anpassungsfähigkeit Ihres Herzens. Die Herzkohärenzpraxis reduziert (ebenso wie jede andere Methode des emotionalen Stressmanagements) die Wirkung von Stress und erhöht die Herzfrequenzvariabilität.

Fünf Minuten Herzkohärenz jeden Morgen können Ihnen die Lebensjahre zurückbringen, die Sie durch einen unausgewogenen Lebensstil mit einer Hypothek belastet haben. Das sollten Sie bedenken, wenn Sie die Übung auf den nächsten Tag verschieben, nur um noch fünf Minuten liegen bleiben zu können. Wie schon gesagt: Es ist wie mit den Zähnen – sie bleiben uns erhalten, weil wir sie täglich putzen, auch wenn wir nicht immer Lust dazu haben.

Zweite Sitzung: vier Stunden später

Am einfachsten ist es, den Zeitpunkt für die zweite Herzkohärenzübung des Tages auf vier Stunden nach dem ersten morgendlichen Üben festzulegen – also auf kurz vor dem Mittagessen. Sie ermöglicht eine erneute Zentrierung, mildert die Ereignisse des Vormittags ab, bereitet auf das Mittagessen und die anschließende Verdauung vor und wirkt gegen Schläfrigkeit nach dem Essen, scherzhaft auch als Suppenkoma bezeichnet.

In den meisten Berufen, während des Studiums oder in der Ausbildung und auch im Privatleben gestaltet sich der Morgen in der Regel sehr betriebsam. Der Sympathikus ist überaktiv,

---

18 Es gibt Softwareprogramme, die das biologische Alter und die Geschwindigkeit des Alterns anhand einer Analyse der Herzfrequenzvariabilität bewerten (z. B. Heart Wizard, AccurAge).

Sympathikus und Parasympathikus sind nicht im Gleichgewicht, sondern die Waagschale senkt sich weitgehend zugunsten des Ersteren. Die Herzkohärenzpraxis stellt das Gleichgewicht wieder her und hat dadurch eine beruhigende Wirkung; der Parasympathikus wird verhältnismäßig stark aktiviert, was auch die Verdauung fördert. Das Verdauungssystem gehört nämlich nicht zum Kampf-oder-Flucht-Mechanismus (was durchaus Sinn macht, denn es dürfte besser sein, auf der Flucht nicht auf die Toilette zu müssen). Wenn die Verdauung angeregt wird, ist also der Parasympathikus dafür verantwortlich.

Dadurch, dass man die Übung vor dem Essen durchführt, deckt man den gesamten ersten Teil des Nachmittags ab, bleibt geistig klar und frisch. Diese Sitzung ist auch deshalb wichtig, weil es am frühen Nachmittag zu einem zweiten hohen Cortisolanstieg kommt, den die Sitzung vor dem Mittagessen abmildern kann.

Dritte Sitzung: (späterer) Nachmittag

Diese dritte Sitzung, die etwa vier Stunden nach der kurz vor Mittag stattfindet, ist ebenso wichtig wie die Morgensitzung. Für die meisten ändert sich am späten Nachmittag der Rhythmus des Lebens: Der Arbeits- oder Studientag neigt sich dem Ende zu, es ist Zeit, nach Hause zu gehen und den privaten Teil des Tages zu beginnen – und die damit verbundenen vielfältigen Stressfaktoren und Aufgaben anzupacken. Die dritte Sitzung ist am schwierigsten langfristig beizubehalten, denn sie findet ausgerechnet dann statt, wenn Zeit meist wirklich knapp ist.

Sobald Sie die Übung gut beherrschen (mithilfe der Anleitung weiter unten), können Sie sie auch in öffentlichen Verkehrsmitteln auf dem Weg nach Hause oder im Auto nach dem Abstellen des Motors üben. Setzen Sie sich ruhig hin und atmen Sie, während Sie alle Anweisungen des nächsten Kapitels befolgen. Vernachlässigen Sie diese dritte Übung nicht – Ihr Abend hängt davon ab ebenso wie Ihr Schlaf und der langfristige Nutzen dieser Methode.

Vierte Sitzung (optional)

Diese Sitzung ist nicht so wichtig wie die anderen drei. Sie kann eingebaut werden, wenn Ihr Tag besonders früh beginnt oder erst spät endet und Sie sehr lange im Einsatz sind.

Sie sollten diese vierte Sitzung vor dem Abendessen oder eine Stunde vor dem Schlafengehen durchführen.

Fazit

Sie wissen nun, zu welchen Zeiten die Herzkohärenzsitzungen idealerweise durchgeführt werden sollten. Ausschlaggebend ist jedoch, dass Sie die Übungen täglich dreimal in relativ regelmäßigen Abständen über den Tag verteilt durchführen. Beginnen Sie morgens gleich nach dem Aufstehen und legen Sie die nächsten zwei (oder drei) Sitzungen je nach Ihren Möglichkeiten fest. Sie wollen diese Praxis langfristig beibehalten, darum sollte alles möglichst reibungslos ablaufen.

Nachdem ich Tausende von Menschen begleitet habe, die diese Methode praktiziert haben, weiß ich, wie schwierig es ist, die drei Herzkohärenzübungen in den Tagesablauf einzubauen. Das Ziel ist erreicht, wenn Sie auf diese drei täglichen Sitzungen nicht mehr verzichten wollen.

6 Atemzüge pro Minute

Nun kommen wir zur eigentlich Essenz dieses Buches: das Üben der 3•6•5-Methode.

Vielleicht denken Sie, es wäre besser gewesen, mit diesem Kapitel zu beginnen, doch dann hätte es im Titel des Buches 653 oder 635 heißen müssen, und mit dieser Zahl verbinden die meisten von uns nichts. Im Folgenden werden wir nach der einführenden Erläuterung hintereinander folgende Punkte klären:

» den Grund für die »6«
» die Übungsumgebung
» die Körperhaltung
» die Atmung
» die Praxis

Eines vorweg: Wofür und in welchem Rhythmus auch immer Sie Herzkohärenz anwenden, regelmäßiges tägliches Üben ist unerlässlich. Die Qualität der erzielten Ergebnisse hängt von der Umsetzung und der regelmäßigen 3•6•5-Praxis ab, daran ist nicht zu rütteln, das ist einfach so. Sie werden bald feststellen, dass die 3•6•5-Praxis einer Übung in Achtsamkeitsmeditation ähnelt – zumindest in Bezug auf die Umgebung, die Körperhaltung und einen Teil der Atempraxis. Es gibt jedoch einen Unterschied: 3•6•5 ist eine aktive Übung, man »tut« etwas ganz bewusst – nämlich mit einer bestimmten Frequenz atmen. 3•6•5 ist insofern eher eine *Medit-Aktion*.

Der Grund für die »6«

Die optimale Erhöhung der Amplitude der Herzfrequenzvariabilität ist dadurch möglich, dass man in der Resonanzfrequenz des Herz- und des Lungensystems atmet, das allen Menschen gleichermaßen eigen ist. Und die Herzkohärenz ist dann am größten, wenn die Resonanzfrequenz von sechs Atemzügen pro Minute erreicht wird. Das ist eine physiologische Konstante.

Auf die Frage, warum sechs und nicht neun oder vier, antworte ich: »So ist es nun einmal.« Es ist, als würde man Sie fragen, warum die »normale« Körpertemperatur eines Menschen bei 37 °C liegt und nicht bei 58 °C oder –12 °C, oder warum die durchschnittliche Körpergröße 1,70 m und nicht 55 cm oder 3,10 m beträgt. So ist es nun einmal!

Mit hoher Wahrscheinlichkeit sind alle physiologischen Konstanten das Ergebnis der Evolution, die durch Versuch und Irrtum die Werte gefunden hat, die unserer Spezies die größte Überlebenschance auf dieser Welt ermöglichen. Die Körpertemperatur von 37 °C ist für uns Menschen vermutlich ideal, gemessen an den durchschnittlichen Temperaturen, die auf unserem Planeten herrschen, und eine Körpergröße von 1,70 m bietet vielleicht in unseren Breitengraden die besten Chancen auf Erfolg.

Deswegen nehmen Sie sich also dreimal täglich Zeit für eine Sitzung, in der Sie sechs volle Zyklen – das heißt sechs Atemzüge mit Ein- und Ausatmung – pro Minute praktizieren.

Es ist ganz einfach: **Sie atmen 5 Sekunden lang ein und dann 5 Sekunden lang aus,** 3 Mal am Tag (5 Minuten lang). Das ist alles.

Ganz einfach? – Ja.

Ganz mühelos? – Nein.

Immer? – Es kommt ganz darauf an: Wie lange wollen Sie Ihr Leben ausbalancieren, Stress abbauen, Distanz zu Problemen gewinnen, bessere Entscheidungen treffen, Ihre Intuition steigern? Es ist bei jedem anders – die Entscheidung liegt bei Ihnen.

Diese Atmung sechsmal pro Minute wird auch **Atemfrequenz 6** genannt. Diese Bezeichnung wird in einigen Büchern und von einigen Therapeuten verwendet.

Die Übungsumgebung

Wie bereits gesagt, bei der 3•6•5-Methode handelt es sich um eine Achtsamkeitspraxis, die der Meditation nahekommt. Die Umgebung sollte daher ruhig und behaglich sein. Wählen Sie einen Ort, an dem Sie während der Sitzung nicht gestört werden, schließen Sie die Tür, lassen Sie Ihr Handy draußen.

Wenn möglich, machen Sie die Praxis zu einem Ritual, das immer zur selben Zeit am selben Ort stattfindet. Bestimmen Sie einen Ort, an dem Sie sich mehrmals täglich zu dieser achtsamen Atemübung einfinden: ein bestimmtes Zimmer oder Ihr Büro, einen bestimmten Tisch oder Stuhl … Sie können sich auch mit persönlichen Gegenständen umgeben. Manche zünden gern eine Kerze an, die es leichter macht, die Aufmerksamkeit auf einen Punkt zu lenken. Machen Sie es so, wie Sie es für richtig halten. Wenn Sie sonst keine Möglichkeit haben, sich vorübergehend in Ruhe zurückzuziehen, bleibt vielleicht noch das Auto, das Badezimmer, eine Bank im Freien. Sie werden immer irgendwo einen Platz finden, an dem Sie sich fünf Minuten neu zentrieren können.

Zur Frage der Musik: Es ist zwar möglich, dabei Musik zu hören, aber ich sehe Herzkohärenz als eine Übung, bei der man achtsam dem Atem folgt und ihn bewusst wahrnimmt, sodass Musik eher eine unangebrachte Ablenkung sein könnte. Die Sitzungen sind zudem sehr kurz. Meiner Meinung nach kommen fünf Minuten der achtsamen Konzentration auf den Atem ohne akustische Stimulation aus, selbst wenn sie angenehm ist. Aber wie bereits gesagt: Es liegt bei Ihnen, das Wichtigste ist, **3 Mal am Tag 6 Atemzüge pro Minute 5 Minuten lang** zu üben.

Die Körperhaltung

Herzkohärenz funktioniert aus anatomischen und physiologischen Gründen nicht gut im Liegen, sie sollte daher am besten im Sitzen oder Stehen geübt werden.

Für die 3•6•5-Sitzungen (besonders die am Morgen), bei denen Achtsamkeit und Konzentration auf die Atmung wichtig sind, empfehle ich die sitzende Position. Falls es nicht anders geht, können sie tagsüber auch im Stehen oder Gehen praktizieren. Grundsätzlich aber sollte 3•6•5 vorzugsweise im Sitzen ausgeführt werden, mit geradem Rücken und möglichst wenig Muskelbewegungen.

Setzen Sie sich bequem auf einen beliebigen Stuhl. Halten Sie sich gerade, als würde ein unsichtbarer Faden Ihren Kopf zur Decke ziehen. Nur der untere Teil des Rückens berührt die Stuhllehne. Dehnen Sie Ihre Wirbelsäule, als wollten Sie sie ausstrecken, werden Sie in Gedanken größer.

Falls Sie es gewohnt sind, Meditation, Yoga oder ähnliche Übungen auf einem Kissen, Hocker, Zafu oder auf dem Boden zu praktizieren, ist das ebenfalls in Ordnung. Auch das Sitzen im Schneider- oder Lotossitz ist möglich, obwohl es den Bauch zusammendrückt und die Ausdehnung beim Atmen begrenzt. Worauf es vor allem ankommt, ist, dass der Rücken aufrecht ist, so als wollten Sie jeden Wirbel ausrollen und ausdehnen.

Stellen Sie beide Füße auf den Boden, wenn Sie auf einem Stuhl sitzen. Legen Sie Ihre Hände in möglichst bequemer Haltung auf die Oberschenkel. Weiter oben haben wir bereits festgestellt, dass die Praxis der Herzkohärenz eine *Medit-Aktion* ist – es geht also nicht darum, die fünf Minuten zusammengesackt flachatmig vor sich hin röchelnd verstreichen zu lassen. Es ist ein willentlicher Akt, um die Kontrolle über den Teil Ihres Organismus zu übernehmen, der normalerweise nicht unserer bewussten Steuerung unterliegt.

Sie sollten komfortabel sitzen, das heißt bequem ohne abzuschlaffen, also eine gewisse Körperspannung aufrechterhalten. Komfort bedeutet »mit Kraft« (lat. com = mit; fortis = stark), zumindest fasse ich es so auf. Möge Kraft mit Ihnen sein! Sie werden mit der Zeit feststellen, dass die regelmäßige Praxis der Herzkohärenz Sie stärkt. In der Ruhe und im Vertrauen liegt Ihre Kraft.

Die Atmung

Sie ziehen Ihre Kraft aus der Atmung, und durch das Atmen erzielen Sie Ergebnisse. Es besteht aus zwei Phasen: einatmen und ausatmen. Die beiden Phasen sind nicht voneinander zu trennen und unerlässlich. Von Geburt an, mit dem tiefen Einatmen vor dem ersten Schrei bis zum Ausatmen beim letzten Atemzug gibt das Aus- und Einströmen des Atems unserem

Leben einen Rhythmus. Sie werden im Leben etwa 650 Millionen Mal atmen[19] und dabei genauso viele Einatmungen wie Ausatmungen erleben – und durch sie leben.

Die Atmung hat auch eine emotionale Funktion: Sie hat teil an all unseren Ängsten, Bemühungen und Hoffnungen. Wir halten den Atem an, wenn wir etwas erhoffen oder fürchten; wir stoßen Seufzer der Erleichterung aus, wenn wir etwas Schwieriges hinter uns gebracht haben. Unser Atemrhythmus begleitet unsere Liebesbeziehungen, die Länge von Gedichtzeilen beispielsweise beträgt oftmals genau einen Atemzug; Zorn zerstückelt abgehackt ausgestoßene Wörter, die der Atem, der stoßweise geht, nicht mehr miteinander verbinden kann; verletzende Worte sind wie zischende Ohrfeigen. Die Atmung ist zudem ein Übermittler von Gefühlen, dessen Botschaften auch an uns selbst gerichtet sind: Wenn wir einatmen, wird das Herz schneller (erinnern Sie sich?), wenn wir ausatmen, verlangsamt es sich: So wird das Herz in Echtzeit über unsere Anpassung an die Umwelt informiert und gibt die Botschaft seinerseits als treuer Übermittler weiter.

Während Ihres Lebens werden die im Schnitt 650 Millionen emotionalen Botschaften automatisch und unwillkürlich von Ihrem vegetativen Nervensystem übertragen. Indem Sie die Kontrolle über 90 Atemzüge pro Tag übernehmen,[20] und zwar jeden Tag, können Sie ein gesünderes, besseres Leben führen.

Bei der 3•6•5-Atempraxis müssen Sie Ihre Aufmerksamkeit ganz auf Ihren Atem konzentrieren. Er ist Ihr einziges Beobachtungsobjekt für die gesamte Dauer der Sitzung. Durch diese bewusste Atmung sind Sie in der Lage, in Ihr unbewusstes autonomes Nervensystem vorzudringen.

---

19 Dies ist ein grober Durchschnittswert, der sich wie folgt ergibt: 82 Jahre x 365 Tage x 24 Stunden x 60 Minuten x 15 Atemzüge.

20 3 Mal täglich 6 Atemzüge pro Minute 5 Minuten lang = 90 Atemzüge.

Betrachten wir nun die Atemübung im Einzelnen. Wenn Sie komfortabel (also stark und aufrecht) sitzen und bereit sind, atmen Sie ganz aus, bis Lunge und Bauch leer sind.

Die Einatmung

Atmen Sie fünf Sekunden tief ein.

Obwohl es bei der Herzkohärenzatmung keine Rolle spielt, ob Sie durch die Nase oder den Mund einatmen, möchte ich Sie bitten, durch die Nase einzuatmen. So können Sie sich besser auf die Atmung konzentrieren.

Atmen Sie in den Bauch hinein. Stellen Sie sich dabei vor, dass Sie Luft in Ihren Bauch fließen lassen, sodass er sich aufbläht. Sie können auch eine Hand auf Ihren Bauch legen, als wollten Sie spüren, wie er die Luft einzieht. Beobachten Sie, wie die Luft durch die Nasenlöcher strömt, richten Sie Ihre Aufmerksamkeit auf den Punkt, an dem sie eintritt, und halten Sie die Aufmerksamkeit auf diese Stelle gerichtet.

Auf den nächsten Seiten stelle ich Ihnen verschiedene Methoden zum Abzählen der fünf Sekunden des Einatmens vor. Anfangs können Sie den Sekundenzeiger einer Armband- oder Wanduhr beobachten oder im Rhythmus der Sekundenanzeige einer elektronischen Uhr zählen.

Bei jedem Einatmen erhöhen Sie Ihre Herzfrequenz, denn Sie regen dadurch das sympathische Nervensystem an. Dauert die Einatmung fünf Sekunden – die Resonanzfrequenz von Herz/Lunge/Aorta –, dann ist die Amplitude der Herzfrequenzschwingung am größten und effektivsten.

Die Ausatmung

Nun lassen Sie fünf Sekunden lang die Luft ausströmen.

Atmen Sie durch den Mund aus, als wollten Sie eine Kerze auf einem Geburtstagskuchen ausblasen, ohne dass der

Puderzucker auffliegt. Oder stellen Sie sich vor, Sie pusten in einen Strohhalm, um mehr Blasen in Ihre Fruchtschorle zu bringen. Eine leichte Lippenbremse erhöht den Druck beim Ausatmen und trägt dazu bei, den Parasympathikus zu stimulieren, der das Herz verlangsamt.

Atmen Sie aus dem Bauch heraus aus. Wenn Sie beim Einatmen Ihre Hand auf den Bauch gelegt haben, üben Sie mit dieser Hand beim Ausatmen etwas mehr Druck aus, so als wollen Sie die Luft wieder nach oben drücken.

Spüren Sie die gesamten fünf Sekunden lang die Stelle, an der die Luft aus dem Körper austritt: Ihre Lippen, Ihren Mund oder Ihren Rachen.

Jedes Mal, wenn Sie ausatmen, verlangsamen Sie Ihre Herzfrequenz, indem Sie das parasympathische System anregen und das sympathische hemmen. Wenn diese Ausatmung fünf Sekunden dauert, ist die Resonanzfrequenz von Herz/Lunge/Aorta – die Amplitude der Herzfrequenzschwingung – am größten und effektivsten.

Der Wechsel von Ein- zu Ausatmung

Wenn die Ein- und Ausatmung bewusst, tief und regelmäßig ist und die Frequenz des Wechsels die Resonanzfrequenz von 0,1 Hz (sechs pro Minute) erreicht, wird an die Zentrale des Zentralnervensystems eine Nachricht geschickt, dass emotionale Neutralität gegeben ist und alle Systeme bereit sind, sich neu anzupassen. Genau wie bei einem Tennisspieler, der sich auf dem Platz neu konzentriert, um die bestmögliche Chance zu haben, den nächsten Ball zu erreichen, wohin auch immer er fliegt.

Eine klare Intention

Absicht bzw. Intention ist auf die Zukunft gerichtete Aufmerksamkeit. Während der Übung konzentriert sich Ihre gesamte Aufmerksamkeit auf den gegenwärtigen Moment; Vergangenheit und Zukunft werden vorübergehend beiseitegelassen ... Dennoch ist es wichtig, sich mit einer Absicht hinzusetzen: »Ich praktiziere den Atem-Code 3•6•5, weil ich Fortschritte machen, besser leben, meine Anpassungsfähigkeit erhöhen und in der Lage sein will, mich leichter zu verändern.« Diese Intention kann in einem Satz, in einem Gedanken ausgedrückt werden; sie ist der Grund für Ihre Praxis und muss vorhanden sein, wenn Sie anfangen. Die Praxis der Herzkohärenz darf nicht mechanisch oder einfach nur eine inhaltslose wiederkehrende Handlung sein, auch wenn sie im Lauf der Zeit ritualisiert wird.

Aufmerksamkeit

Während der Übung sind Sie aufmerksam – ich spreche nicht von Konzentration. In unserer Übung ist Ihre Aufmerksamkeit auf den Atem gerichtet. Wählen Sie den Körperbereich aus – Nase, Brust, Bauch –, an dem die Empfindung des Atmens am konkretesten spürbar ist. Lassen Sie die Aufmerksamkeit dort ruhen. Bleiben Sie aber weiterhin empfänglich für andere Wahrnehmungen: Während Ihre Aufmerksamkeit bei Ihrem Atem ist, werden Empfindungen kommen und gehen. Nehmen Sie wahr, wie sie aufkommen, sich verändern und dann verschwinden. Achten Sie darauf, wie tief sie sind, auf ihren Rhythmus, ihre Beschaffenheit und auf die Lebensenergie, die sich hinter ihnen verbirgt. In alldem liegt eine immense Einfachheit. Visualisieren Sie das Kommen und Gehen der Luft und des Lebens, stellen Sie sich den Atem als eine Folge sanft wogender Wellen vor, die sich langsam aufbauen und ausbreiten.

Hilfsmittel zum Erlernen der Praxis

Sie wissen nun, dass das Hauptziel bei der praktischen Umsetzung der 3•6•5-Übung darin besteht, dreimal am Tag zu praktizieren und dies auf unbestimmte Zeit fortzusetzen. Es ist daher sinnvoll, dass die Atemfrequenz automatisch beibehalten werden kann, sodass Sie die Aufmerksamkeit nur achtsam auf dem Atem halten müssen.

Nach einer Lernphase von ein bis drei Wochen werden Sie in der Lage sein, sich hinzusetzen und mit sechs Atemzügen pro Minute zu atmen, ohne dabei beim Abzählen der Sekunden oder Atemzüge Hilfe, Anleitung oder Zubehör zu benötigen. Bis es so weit ist, können folgende Hilfsmittel Sie unterstützen:

Hilfe beim Sekundenzählen

Sie können eine mechanische Uhr mit einem Sekundenzeiger verwenden, eine elektronische Uhr, die die Sekunden anzeigt, oder die Sekundenanzeige auf einem Computer. Es genügt, jeweils beim Einatmen und Ausatmen bis fünf zu zählen. Ich atme ein: eins – zwei – drei – vier – **fünf**; ich atme aus: eins – zwei – drei – vier – **fünf**; ich atme ein: eins – zwei – drei … usw.

Nach und nach prägt sich der Rhythmus ein, sodass man das Hilfsmittel nach kurzer Zeit nicht mehr braucht. Es gibt keine objektive Möglichkeit, zu erkennen, ob Sie diesen Rhythmus, diese ganz bestimmte Frequenz erreicht haben, es gibt nur regelmäßiges Üben und Praktizieren.

Hilfe beim Zählen der Atemzüge

Dabei handelt es sich um eine etwas ausgefeiltere Methode, anhand derer sie prüfen können, ob Sie Fortschritte machen und unabhängiger werden.

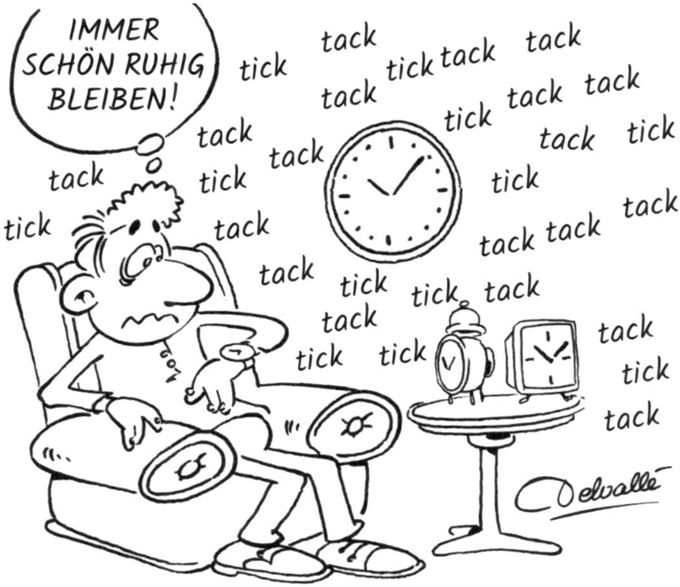

Nehmen Sie einen Timer oder einen elektronischen Wecker zur Hand. Stellen Sie ihn auf fünf Minuten und setzen Sie ihn in Gang. Atmen Sie langsam tief ein und aus und beobachten Sie die Atmung. Zählen Sie Ihre Atemzüge: Ich atme langsam ein – ich atme langsam aus – ich zähle **eins** – ich atme langsam ein – ich atme langsam aus – **zwei** – ich atme langsam ein … usw. Fahren Sie fort, bis der Alarm ertönt. Sie haben nun Ihre Atemzüge fünf Minuten lang gezählt. Beim wievielten Atemzug war der Timer abgelaufen? Die ersten paar Male geschieht dies normalerweise bei 40, 50 oder sogar mehr Atemzügen, das ist ganz normal. Beim nächsten Mal üben Sie dann, die Atmung zu verlangsamen, und passen bei jeder Übung die Atmung an, damit Sie auf **30 Atemzüge in fünf Minuten** kommen.[21]

21 30 Atemzüge in fünf Minuten ergeben sechs Atemzüge pro Minute – unser Ziel.

Üben Sie weiterhin dreimal täglich, bis Sie regelmäßig 30 Atemzüge in fünf Minuten erreichen.

Schon bald werden Sie den Timer oder Wecker nicht mehr brauchen. Hin und wieder können Sie überprüfen, ob Sie nicht doch wieder abweichen, denn wir haben festgestellt, dass Praktizierende nach mehreren Wochen die Atemfrequenz tendenziell zu stark verlangsamen. Es geht jedoch nicht um eine besonders langsame Atmung, sondern es ist das Ziel, genau sechsmal in der Minute zu atmen. Überprüfen Sie regelmäßig, ob Sie noch auf der richtigen Frequenz sind.

Wellen zeichnen

Bei den beiden bisher erläuterten Methoden musste während der Übung etwas gezählt werden: Sekunden oder Atemzüge. Beim Zählen richten wir jedoch einen Teil unserer Aufmerksamkeit und unseres Bewusstseins auf den Zählvorgang anstatt auf Atmung und körperliche Empfindungen.

Also habe ich einen Weg gesucht, das Zählen der Atemzüge bis nach der Übung zu verschieben, und daraus ist schließlich die Idee entstanden, die eigene Atmung in Wellen zu zeichnen[22] – so lange, bis Sie die Frequenz von sechs Atemzügen pro Minute gemeistert haben. Sie funktioniert so:

Legen Sie ein großes Blatt Papier quer vor sich hin. Nehmen Sie einen Bleistift zur Hand und stellen Sie einen Timer auf fünf Minuten ein.

Starten Sie den Timer.

Zeichnen Sie nun Ihren Atem: Übertragen Sie die Spur Ihres Atems auf das Papier – es läuft darauf hinaus, dass Sie Wellen zeichnen. Bringen Sie Ihre Hand und Ihren Brustkorb in

22 Diese von mir entwickelte Technik ist derzeit eine der am weitesten verbreiteten Methoden, um die Atmung auf der Frequenz der Herzresonanz zu lernen.

Einklang. Ihre Brust hebt sich bei der Einatmung, der Bleistift bewegt sich aufwärts und zeichnet den aufsteigenden Teil der Welle. Es folgt eine kleine, nicht wahrnehmbare Zeit des Stillstands. Dann senkt sich die Brust bei der Ausatmung und Sie begleiten den Vorgang sanft mit dem Stift, der auf dem Papier abwärtswandert. Nach und nach bilden sich Wellen, die im Rhythmus des wogenden Atems aufeinander folgen. Diese sehr einfache Übung ist äußerst wirksam. Das beruht darauf, dass beide Gehirnhälften stimuliert werden. Ihr Gehirn erhält seine Informationen durch Thoraxsensoren, die ihm jederzeit den Zustand und die Position Ihrer Lunge melden. Dieses Signal wird durch eine andere Nervenbahn verstärkt und synchronisiert, und zwar mithilfe der Hand, die Wellen zeichnet.

Während Sie Ihren Atem zeichnen, brauchen Sie nicht auf das Blatt zu schauen. Sie können die Augen schließen. Lassen Sie Ihre Hand einfach machen, sie braucht Sie nicht, denn sie versteht auf Anhieb, was von ihr verlangt wird.

Wenn Sie beim Zeichnen das Ende einer Zeile erreichen, setzen Sie die Linie darunter fort.

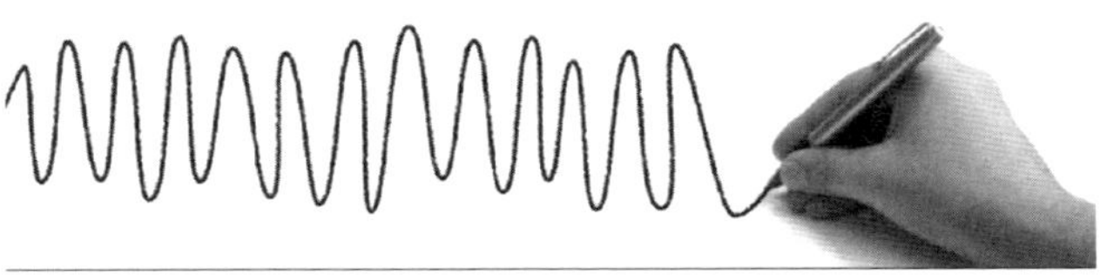

»Wellen zeichnen«

Der Timer ertönt, fünf Minuten sind vorüber.

Setzen Sie den Bleistift ab und kehren Sie langsam in den gegenwärtigen Moment zurück.

Die Anzahl der Wellen, die Sie zählen, entspricht der Zahl der Atemzüge während der fünf Minuten der Übung. Zuerst werden es wahrscheinlich 40, 50, 60 oder mehr Wellen sein.

Das ist normal, denn der übliche Ruheatem liegt zwischen acht und 15 Atemzügen pro Minute. Schreiben Sie die Anzahl der Wellen auf das Blatt Papier.

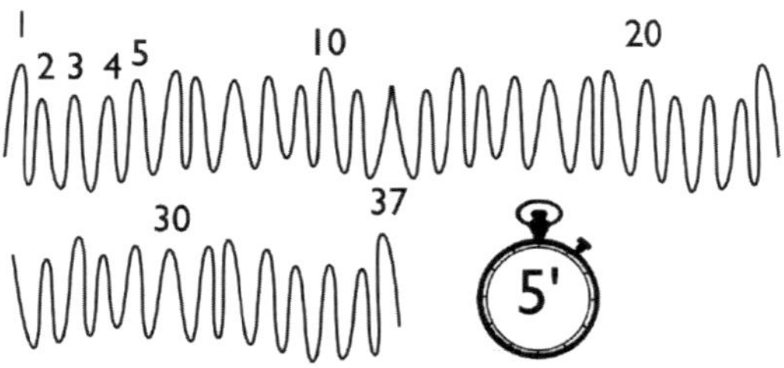

© Dr. David O'Hare

Ziel dieser Übung ist es, jedes Mal regelmäßig 30 Wellen zu erhalten. Während der nächsten Sitzung (vier Stunden später oder am nächsten Morgen) verlangsamen Sie Ihre Atmung, wenn Sie mehr als 30 Wellen hatten, oder Sie beschleunigen sie, wenn es weniger als 30 waren.

So können Sie sich durch entsprechende Anpassungen die Frequenz von sechs Atemzügen pro Minute einprägen.

Wenn es Ihnen mehrere Tage hintereinander gelingt, ungefähr 30 Wellen zu erhalten (zwischen 28 und 32 Wellen sind akzeptabel), dann können Sie mit dem Wellenzeichnen aufhören.

Ich empfehle Ihnen jedoch, von Zeit zu Zeit, etwa ein- bis zweimal pro Woche, zu überprüfen, ob Sie nicht abweichen. So können Sie dafür sorgen, dass Sie den richtigen Rhythmus und das richtige Atemtempo beibehalten, also weder wieder schneller noch langsamer werden. Wie bereits gesagt: Es ist nicht unser Ziel, so langsam wie möglich zu atmen. Wenn Sie merken, dass Sie auf eine Verlangsamung von weniger als fünf Atemzügen pro Minute zusteuern, beschleunigen Sie den Rhythmus ein wenig, um im Bereich der Herzfrequenzschwingung zu bleiben.

Hilfsmittel, um nicht zählen zu müssen

Viele visuelle und Audio-Anleitungen sind online verfügbar und können heruntergeladen oder auf iPhones, Android-Handys und anderen Smartphones installiert werden. Die Liste dieser Anwendungen ist vielfältig und wird ständig erweitert. Einige davon finden Sie beispielsweise auf der Webseite www.coherenceinfo.com/respirotheque. Hier gibt es schöne YouTube-Videos, die keine französischen Sprachkenntnisse voraussetzen.

Das allgemeine Prinzip der Anleitungen besteht darin, einem Objekt, das sich bewegt – normalerweise von unten nach oben und von oben nach unten –, mit den Augen zu folgen und die Atmung mit der Bewegung dieses Objekts zu synchronisieren. Es ist ganz einfach. Andere Online-Anleitungen arbeiten mit Geräuschen, auf die Sie Ihre Atmung einstellen können.

Herzkohärenz-Software

Die erste Software für eine breitere Öffentlichkeit wurde im Jahr 2000[23] veröffentlicht. Seitdem sind viele andere Programme entstanden, die immer innovativer werden, aber dennoch auf der Synchronisation der Atmung basieren, um eine möglichst perfekte Herzkohärenzkurve zu erhalten.

Der Hauptvorteil bei der Verwendung von Software besteht darin, dass der Zustand der Herzkohärenz gewährleistet und der Fortschritt verfolgt werden kann, da alle Sitzungen aufgezeichnet, analysiert und verglichen werden.

---

23 Freeze-Framer, entwickelt von der HeartMarth Society in Kalifornien. Diese Software ist nicht mehr verfügbar, sie wurde durch andere vom gleichen Hersteller ersetzt. Eine Reihe von Herstellern bietet derzeit diverse Softwareprogramme an.

Eine Übersicht über einige Programme und Geräte finden Sie beispielsweise unter www.coherenceinfo.com sowie auf der Homepage von Heartmath Deutschland und unter www.nachinnen_nachaussen.de/emwave.htm.

Sobald Sie in der Lage sind, auf Anhieb bewusst, tief und regelmäßig in der Frequenz von sechs Atemzügen pro Minute zu atmen, beginnt Ihre tägliche Praxis wirklich – und Sie begeben sich auf den Weg der Selbstfindung. Lassen Sie sich überraschen! Warum die Atemübung immer genau fünf Minuten lang durchgeführt werden sollte und wie Sie mit etwaigen Störungen umgehen können, davon handelt der nächste Abschnitt.

5 Minuten lang

Die Dauer der Basisübung wurde nicht ohne Grund auf fünf Minuten festgelegt. Diese Zeitspanne ist ein guter Kompromiss zwischen verschiedenen Beschränkungen und Rahmenbedingungen.

Physiologische Ergebnisse stellen sich allem Anschein nach nämlich schon ein, nachdem Sie etwa drei Minuten lang die Herzkohärenz-Atmung praktiziert haben; maximale Effekte werden nach etwa 20 Minuten Üben erreicht.

»Aufdringliche«, störende Gedanken kommen nach etwa fünf Minuten Üben auf. Langeweile und das Gefühl, das Ganze ziehe sich zeitlich hin, stellen sich je nach Lern- und Motivationsgrad recht schnell ein. Es musste also eine optimale Dauer gefunden werden, die für die meisten Menschen einfach durchzuhalten ist.

Sie haben gelernt, sechsmal pro Minute zu atmen, und Sie wissen, dass Sie dreimal täglich üben müssen, wenn Sie mit der 3•6•5-Methode Fortschritte erzielen wollen. Wir empfehlen Ihnen, es anfangs zunächst bei fünf Minuten zu belassen. Später können Sie die Übungen zeitlich ausdehnen, in dem Wissen, dass es nicht notwendig ist, mehr als zehn bis 15 Minuten zu praktizieren, da der zusätzliche physiologische Nutzen nicht proportional zum zusätzlichen Zeitaufwand ist.

Wenn Sie Ihre Praxis ausdehnen wollen, ist es sinnvoller, ein oder zwei weitere Sitzungen in den Tag einzubauen, als die Dauer der einzelnen Übungen zu verlängern.

Die Praxis der Herzkohärenz ist vergleichbar mit einer Meditationspraxis, die durch Atmen eingeleitet wird. Wie bei allen Meditationspraktiken werden Sie recht bald feststellen, dass in der Zeit des reinen Atmens Gedanken aufkommen. Das ist ganz normal, denn das Gehirn kann nicht einfach innehalten. Sobald es die Atmung reguliert und sie einige Minuten beobachtet hat, wird es, wenn Sie nicht aufpassen, nach einem Thema suchen, über das es nachdenken und grübeln kann. Das Erlernen von Meditation, Yoga und vielen anderen Praktiken der Konzentration und Selbstbesinnung ist daher stark auf den Umgang mit aufkommenden Gedanken ausgerichtet. Wir sind im Zusammenhang mit Ihrem Lernprozess aus dem Grund nicht näher auf diesen Aspekt eingegangen, weil es nicht das Ziel dieses Buches ist. Hierin liegt jedoch der Hauptgrund, warum ich keine zu langen Sitzungen empfehle. Daher sind täglich vier Sitzungen à fünf Minuten in jeder Hinsicht besser als zwei Sitzungen à zehn Minuten.

Der Umgang mit aufkommenden Gedanken

»Aufdringliche« Gedanken werden Sie während der Sitzungen begleiten, das ist unvermeidlich. Sie können jedoch leicht lernen, damit umzugehen und ihre störende Anwesenheit zu akzeptieren. Es kommt selten vor, dass es sich dabei um angenehme Gedanken wie aufwallende Freude, köstliche Momente oder zärtliche Erinnerungen handelt. Das Gehirn ist darauf programmiert, Probleme zu lösen. Wenn Sie im Zustand der Herzkohärenz sind, wird das Signal emotionaler Neutralität, das Sie erzeugen, vom Gehirn als eine Lücke wahrgenommen, die es zu füllen versucht, indem es Sie mit einem neuen Problem konfrontiert, ob Sie wollen oder nicht.

Ich möchte Ihnen zwei einfache Wege vorschlagen, zu lernen, wie man sich mit dem Vorhandensein aufdringlicher Gedanken arrangieren kann. Die Praxis der Herzresonanz erfordert es, dass Sie Ihre Aufmerksamkeit nahezu vollständig auf die Atmung lenken, indem Sie diese beobachten. Wenn nun ein Gedanke Ihre Aufmerksamkeit von Ihrem Atem ablenkt, beginnen Sie damit, dass Sie ihn anerkennen: »Meine Aufmerksamkeit wurde abgelenkt. Das ist okay für mich, aber nicht der Zweck der Übung.« Kehren Sie mit Ihrer Aufmerksamkeit langsam wieder zum Atem zurück, nachdem Sie den Gedanken sanft hinausbegleitet und ihn gebeten haben, später wiederzukommen, weil Sie gerade beschäftigt sind.

Der andere, zwar radikalere, aber weniger effektive Weg besteht darin, die Praxis zu unterbrechen, aufzustehen, ein wenig umherzugehen, etwas anderes zu tun und dann für weitere fünf Minuten zu Ihrer Praxis zurückzukehren. Das ist keine Laschheit, sondern »Nachlässigkeit« im guten Sinne: Ich lasse kurzzeitig nach, um später mit neuer Kraft zu meiner Übung zurückzukehren.

Wenn ich gemeinsam mit Klienten Herzkohärenz-Spektrogramme aufzeichne, erkenne ich sofort, wann ein aufdringlicher Gedanke auftritt, oft noch bevor die Person selbst ihn wahrnimmt. Der »Zacken« des Gleichgewichts zwischen Sympathikus und Parasympathikus erfährt eine plötzliche Abweichung nach links, normalerweise in Richtung des sympathischen Systems, obwohl der Gedanke nicht unbedingt sympathisch ist.

»Aufdringliche« Gedanken sind zwar normal, doch sie stören die Qualität der Herzkohärenz. Es ist an Ihnen, solche Störungen zu begrenzen, indem Sie die Sitzungen kurz halten und lernen, auftauchende Gedanken sanft zum Ausgang umzuleiten.

Die Praxis unterstützen und verstärken

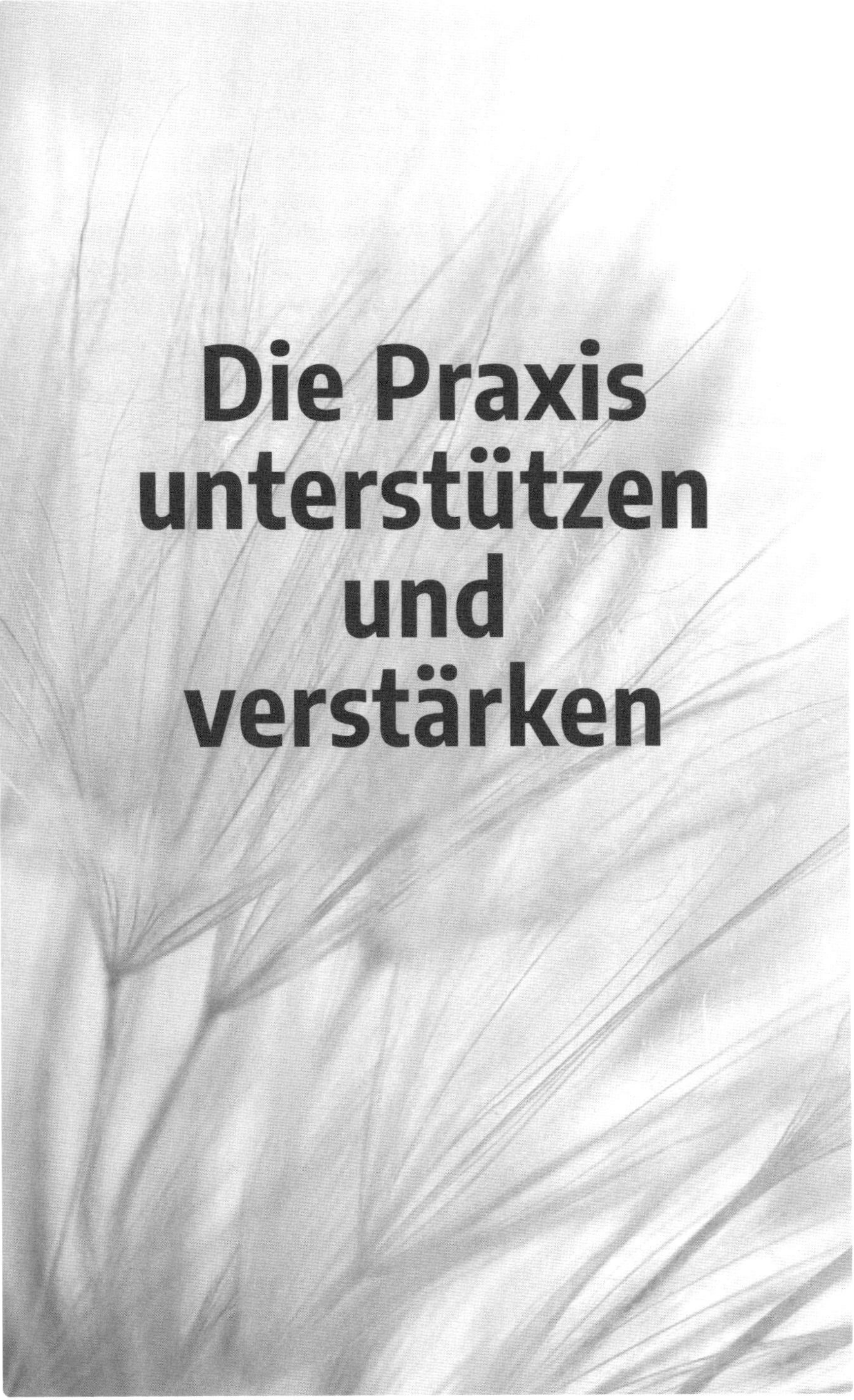

Herzresonanz und Herzkohärenz haben die gleichen physiologischen Auswirkungen: emotionale Neuzentrierung, hormonelle Regulierung, Ausgleich von Stressfaktoren. Der Unterschied liegt in der Art der Einleitung.

Herzresonanz ist Herzkohärenz, die durch bewusstes Atmen in einer Frequenz von sechs Atemzügen pro Minute erreicht wird. Herzkohärenz kann dagegen auf verschiedene Weise herbeigeführt werden. Zur Erinnerung: Herzkohärenz ist eine regelmäßige, periodisch wiederkehrende Schwankung der Herzfrequenzvariabilität mit großer Amplitude.

Methoden, die nicht auf die Atmung zurückgreifen

Zwei Hauptmethoden stehen Ihnen zur Verfügung, die Sie zum Herbeiführen der Herzkohärenz anwenden können. Sie überschneiden sich teilweise, denn es geht darum, Gedanken und Gefühle bewusst heraufzubeschwören.

Imagination

Gemeint ist hier das Evozieren, also das bewusste Hervorrufen eines angenehmen Gedankens, beispielsweise eine Erinnerung an eine angenehme Situation in der Vergangenheit oder eine Wunschvorstellung für die Zukunft. Lassen Sie einen Moment vor Ihrem geistigen Auge erstehen, in dem Sie sich gut fühlen: anerkannt, geschätzt, wohl in Ihrer Haut, behaglich, entspannt … einer dieser seltenen Momente, in denen die Seele weit und der Köper frei wird und der Geist zur Ruhe kommt.

Gehen Sie in Gedanken alle Gegebenheiten dieses schönen Moments durch – die Chancen stehen gut, dass Ihr Herz sich der Kohärenz zuneigt und den subtilen Rhythmus sucht, der in jenem Moment in der Vergangenheit bzw. in der Zukunft sicherlich vorhanden war bzw. wäre.

In der Psychotherapie wird diese Übung »Der sichere Ort« genannt. Es ist ein Ort, an dem es mir gut geht, an dem ich entweder einmal glücklich gewesen bin oder der nur in meiner Vorstellung existiert und dabei alle Zutaten eines Ortes in sich vereint, an dem ich mich wohlfühlen und das Leben genießen würde. Psychotherapeuten nutzen diesen sicheren Ort, um einen Klienten, der durch den Verlauf der Therapiesitzung verunsichert wurde, wieder in einen emotional neutralen Zustand zu bringen.

Haben Sie einen sicheren Ort? Es lohnt sich, in Ihrer Vergangenheit oder Ihren Kindheitserinnerungen danach zu suchen. Ein Strand, eine Hütte in den Bergen, eine Lichtung, ein Baum, der Bootsanleger am See, ein Liegestuhl, ein geheimer Garten, eine Insel mit Palme … die Möglichkeiten sind vielfältig und die Bedürfnisse individuell unterschiedlich. Kultivieren Sie diesen sicheren Ort und fühlen Sie sich dort wohl? Wenn Sie beim gedanklichen Eintauchen in diesen Ort Ruhe überkommt, befinden Sie sich wahrscheinlich im Zustand der Herzkohärenz.

Als Psychotherapeut habe ich mit meinen Klienten oft sichere Orte getestet, um zu bestätigen, dass ein solcher Ort wirkt. Diese Methode lässt sich auch beim Üben mit einer Herzkohärenz-Software anwenden. Sobald Sie Ihren sicheren Ort gefunden haben, können Sie ihn beim Praktizieren der Herzkohärenz gedanklich aufsuchen, um die Amplitude und damit die Wirksamkeit der Übung zu erhöhen.

Bewusst Gefühle in sich wecken

Dieses bewusste Erwecken von Gefühlen knüpft an die vorhergehende Übung an. Es ist allerdings weniger auf einen bestimmten Ort oder ein Ereignis ausgerichtet, sondern nutzt die

Tatsache, dass manche Emotionen der Herzkohärenz ganz besonders förderlich sind. Das sind soziale, auf Menschen gerichtete Emotionen, beispielsweise Mitgefühl, Dankbarkeit, Anerkennung, Großzügigkeit oder Güte. Vermittelt es Ihnen nicht unterschwellig tiefe Freude, wenn Sie einem Fremden in Not eine Münze geben? In den meisten Fällen ist Großzügigkeit mit einem physiologischen Nutzen und einem Lächeln für den Spender verbunden. Dieser Effekt stellt sich aber nicht nur in realen Situationen ein. Allein wenn Sie sich jemanden vor Ihrem inneren Auge vorstellen und eine der obigen emotionalen Empfindungen mit dieser Vorstellung verbinden, strebt Ihr Herz nach Kohärenz, so als wollte es sie der betreffenden Person übermitteln.

Nehmen Sie also in Gedanken jemanden, den Sie mögen, lenken Sie Ihre Aufmerksamkeit sanft von Ihrem Atem auf Ihre Herzgegend und wecken Sie in sich Dankbarkeit, Liebe, Zuneigung oder ein anderes positives Gefühl für die betreffende Person.

Evozieren als Mittel zum Verstärken der Kohärenz

Es gibt verschiedene Methoden, um Herzkohärenz zu lehren und zu praktizieren. Das werden Sie feststellen, wenn Sie entsprechende Vorträge, Seminare oder Workshops besuchen. Am weitesten verbreitet sind Techniken, die mit der Vorstellungskraft arbeiten, also mit dem bewussten Hervorrufen von Gedanken oder Gefühlen, denn sie haben sich in den letzten 20 Jahren bewährt.

Meine berufliche Erfahrung und meine persönliche Praxis unterscheiden sich geringfügig darin, wie weit ich der Atmung Vorrang einräume; bei meinen Klienten nutze ich die Kraft der

Vorstellungen hauptsächlich zur Verstärkung der 3 • 6 • 5-Praxis. Lassen Sie mich das näher erläutern: Die durch Atmen herbeigeführte Herzkohärenz (Herzresonanz) ist automatisch, unmittelbar und allen Menschen ohne großen Aufwand zugänglich. Das Üben ist einfach, und Ergebnisse stellen sich schnell ein. Wenn Sie mit einer Frequenz von sechs Atemzügen pro Minute atmen, kann ich Ihnen mehr oder weniger garantieren, dass Sie sich im Zustand der Herzkohärenz befinden. Beim Arbeiten mit Vorstellungen habe ich das dagegen nicht festgestellt.

Mitunter ist es schwierig, einen sicheren Ort, einen angenehmen Gedanken oder ein positives Gefühl in sich wiederzufinden. Einige Klienten, die mich konsultieren, haben ein so chaotisches oder leidvolles Leben, dass es eine gewisse Zeit braucht, die zerbrochenen Teile wieder zusammenzusetzen und emotionale oder kognitive Stabilität zu erlangen. Natürlich habe ich es am Anfang zunächst mit dem versucht, was ich gelernt hatte, und begann mit Vorstellungen zu arbeiten, doch an dem Tag, an dem ich beschloss, mit dem Atmen zu beginnen, wurde alles einfacher und automatischer; Ergebnisse stellten sich rascher ein.

Ich gehe daher so an die Sache heran, dass ich mit der Atmung beginne, die 3 • 6 • 5-Methode wie in den vorangegangenen Kapiteln beschrieben anwende und dann ihre Wirksamkeit verstärke – nachdem die Klienten einige Wochen gelernt haben, bewusst positive Vorstellungen, angenehme Gedanken und Gefühle der Anerkennung in sich hervorzurufen ebenso wie körperliche Verstärker zu nutzen, die ich im Folgenden kurz beschreiben möchte.

Körperliche Verstärker

Es gibt zahlreiche Kohärenzverstärker. Dazu zählen bestimmte Gesten, Körperhaltungen, die Konzentration auf den Körper sowie eine verstärkende Umgebung. Es werden aber auch immer wieder neue Elemente von Herzkohärenz-Praktizierenden eingebracht, die sie aus anderen althergebrachten Praktiken übernehmen. Auf www.coherenceinfo.com veröffentlichen wir regelmäßig eine aktualisierte Liste der wirksamen Kohärenzverstärker.

Konzentration auf das Herz

Sobald Sie in den Zustand der Herzresonanz (Herzkohärenz durch Atmung) eingetreten sind, verlagern Sie Ihre Aufmerksamkeit sanft von der nun automatischen Atmung auf das Herz. Wandern Sie während einer Ausatmung sanft mit Ihrer Aufmerksamkeit nach unten, als wollten Sie den Atem begleiten und in der Brust ruhen lassen. Gleichzeitig können Sie die rechte Hand auf die Herzregion legen.

Lächeln

Lächeln ist eine Einladung, eine Botschaft der Offenheit und der Freude, die auch das Gehirn erfasst. Dabei macht es keinen Unterschied, ob Sie aus einem realen Anlass oder einfach so lächeln. Ihr Gehirn versteht die Botschaft als Zeichen von Freude und Wohlbefinden. Machen Sie Ihre Atemübungen ruhig mit einem Lächeln, Sie verstärken dadurch das Signal. Perfektionieren Sie das Herzenslächeln.

Mit einem »Schhhh« ausatmen

Welches Geräusch machen Sie, wenn Sie in einer Gruppe von Menschen um Ruhe bitten, Stille herstellen, das Gleichgewicht wiederherstellen wollen? Es ist ein langes »Schhhh«, ein universeller Klang, um zu besänftigen und für Ruhe zu sorgen. Alle Eltern kennen das sanft ausgeatmete »Schhhh«, um ein weinendes Baby zu beruhigen. Dagegen ist der Laut »Schscht!« etwas strenger (»Sei still!«). »Schhhh« hingegen ist sanft und beruhigend, es erinnert an das neutrale Rauschen, das ein Baby hört, wenn es noch geborgen im Schoß seiner Mutter ist.

Ich möchte Sie ermutigen, dieses leise Geräusch während Ihrer täglichen Übung zu machen, falls Sie genügend Privatsphäre haben, um dabei Ihren Ruf als geistig gesunder Mensch zu wahren. Gleichzeitig können Sie an die sanfte Brandung der Wellen an einem Strand mit feinkörnigem Sand denken und sich vorstellen, wie sich das Meer erst zurückzieht, um dann zurückzukehren und Ihre nackten Füße fröhlich zu umspülen. So könnte die geistige Bilderwelt eines sicheren Ortes dieser warme, einladende Strand mit dem Auf und Ab der Meereswellen sein.

Blasen in der Limonade

Wenn Sie nicht mit einem S*chhhh* ausatmen können, ohne die Aufmerksamkeit der Menschen um Sie herum auf sich zu ziehen, gibt es eine andere Technik, die auf demselben Prinzip basiert: mit leichtem Druck gegen einen Widerstand ausatmen. So können Sie sich vorstellen, Sie pusten in einen Strohhalm, um Blasen zu erzeugen, während Sie dabei mit den Lippen ein kleines »o« bilden. Sie können auch einen Finger an die Lippen legen, so wie man es macht, wenn man »Psst« sagt.

Die Zunge an den Zähnen

Um die Konzentration und die Atemamplitude weiter zu verbessern, lässt sich noch eine Technik aus dem Qigong hinzufügen: Legen Sie beim Einatmen durch die Nase die Zunge leicht hinter den Zähnen, auf Zahnfleischhöhe, an den Gaumen und drücken Sie leicht. Lassen Sie dann beim Ausatmen die Zunge frei in den Mund zurücksinken, um die Luft passieren zu lassen, die sanft durch den Mund herausgedrückt wird.

Äußere Verstärker

Mit der 3•6•5-Praxis möchte ich Ihnen ein Werkzeug an die Hand geben, das Sie zu jeder Tageszeit anwenden können, um sich in hektischen Zeiten emotional wieder neu zu zentrieren. Die Atmung mit der »Frequenz sechs« sollte völlig unabhängig von der Umgebung sein und in jeder Situation ausgeführt werden können.

Dennoch kann die regelmäßige Praxis mit den drei täglichen Übungen zu Hause oder in einer ruhigen Umgebung von Umgebungsverstärkern profitieren.

Musik

Wie bereits erwähnt, bin ich nicht dafür, während einer 3•6•5-Übung Musik zu hören. Wenn Sie jedoch ein Musikstück aussuchen, das Sie als angenehm, beruhigend und entspannend empfinden, können Sie es mit Ihrer Praxis verbinden, solange es Sie nicht davon ablenkt, Ihre Atmung zu beobachten – denn diese sollte während der fünf Minuten Ihrer Praxis im Mittelpunkt stehen.

Den Blick auf ein Objekt fixieren

Wie bei einigen Meditationstechniken kann es sinnvoll sein, den Blick auf ein bestimmtes Objekt oder einen bestimmten Punkt zu richten. Viele Menschen blicken gerne auf eine Kerzenflamme – das ist tatsächlich sehr effektiv, denn das Flackern der Flamme hat eine faszinierende Wirkung.

Den Platz für die Praxis gestalten

Es ist eine gute Idee, das regelmäßige Praktizieren zu ritualisieren und ihm nach Möglichkeit einen festen Platz zuzuweisen. Finden Sie einen Ort, an dem Sie ruhig und ungestört sind, und dekorieren Sie ihn mit Gegenständen oder Bildern, die Ihnen gefallen. Es geht nicht darum, einen Altar zu errichten, doch Sie können sich mit beruhigenden, aufbauenden, inspirierenden Elementen umgeben, die angenehme Gefühle in Ihnen wecken.

3·6·5, Tag für Tag

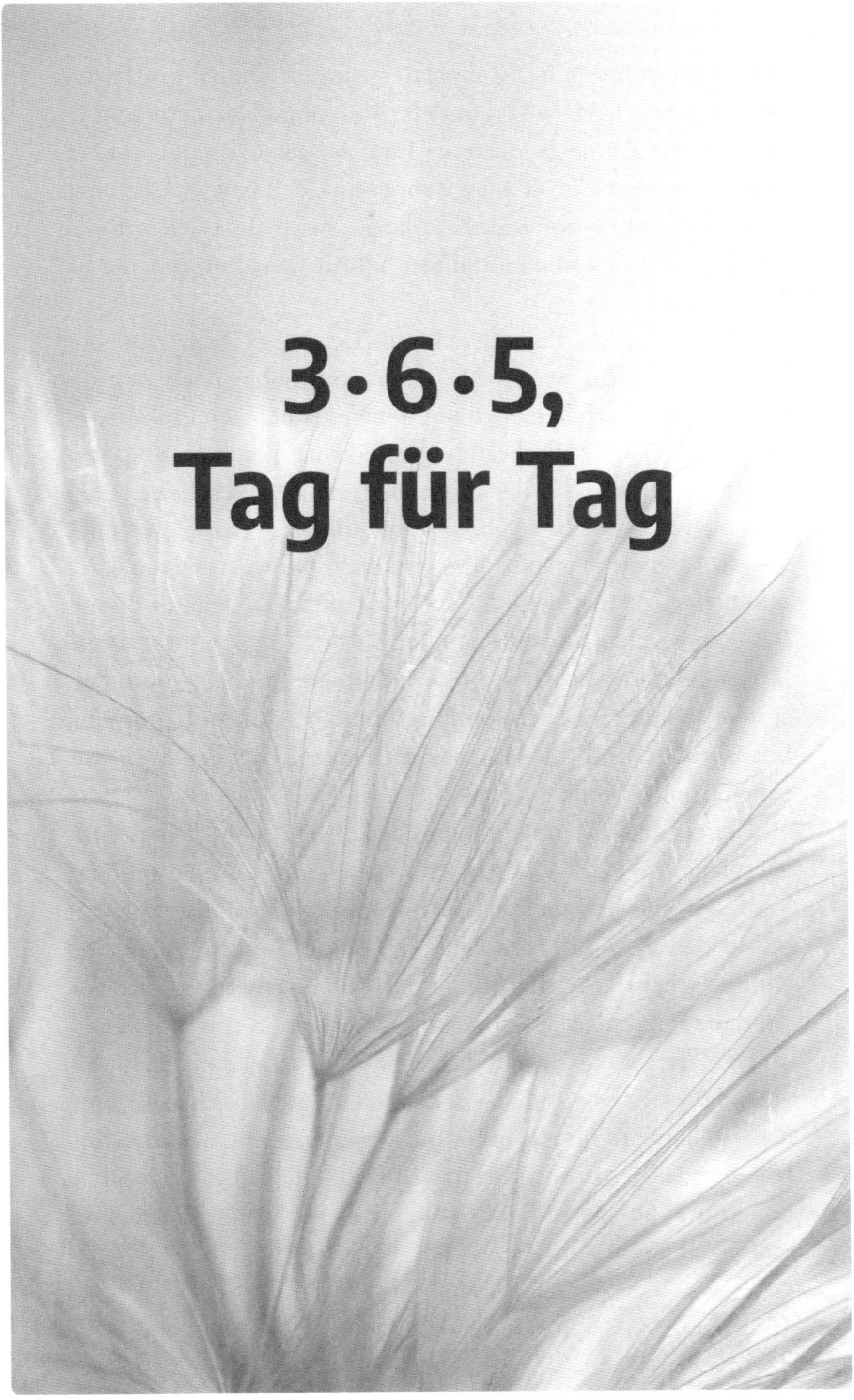

Im Wartezimmer eines Zahnarztes sah ich einmal ein Poster, das in großen Lettern verkündete: »Sie brauchen sich nicht jeden Tag die Zähne zu putzen!« Eine Aussage, die mich bei einem Fachmann, der sich der Zahngesundheit verschrieben hatte, überraschte – zumindest so lange, bis mein Blick auf eine kleine Ergänzung in unauffälliger Schrift fiel: »Nur die, die Sie behalten wollen.«

Mehrmaliges Zähneputzen pro Tag ist in dem Moment, wenn man es tut, weder besonders angenehm noch motivierend. Ebenso verhält es sich mit dem regelmäßigen Praktizieren der Herzkohärenz: Es besteht keine akute Verpflichtung, kein sofortiger Anreiz. Nur der Wunsch, gesunde und schöne Zähne zu haben und sie zu behalten, bringt uns dazu, sie zu putzen.

Ein solcher Wunsch sollte uns auch dazu motivieren, dreimal täglich die einfache Übung zu praktizieren, die in diesem Buch vorgeschlagen wird: nämlich dafür zu sorgen, dass es uns besser geht, dass wir weniger gestresst sind und länger und gesünder leben. Es ist ein Kompromiss, der 15 Minuten pro Tag beansprucht, und das Versprechen einer deutlichen Verbesserung unseres Wohlbefindens.

Die positiven Wirkungen zeigen sich sehr schnell. In der Regel reichen zehn Tage oder zwei Wochen aus, bis eine spürbare Verbesserung der emotionalen Lebensqualität eintritt. Bleiben Sie in den ersten Tagen beharrlich – und unterschreiben Sie dann die Verlängerung Ihres Lebensversicherungsvertrages, denn die Praxis der Herzkohärenz garantiert ein längeres Leben.

Der Atem-Code 3 • 6 • 5 ist die Basis, das Fundament für ein gutes körperliches und seelisches Gleichgewicht. Dieses Fundament können Sie ergänzen und sich zusätzlich anspruchsvollere, spezialisiertere Werkzeuge für Notfälle, schwierige Situationen und komplexe Beziehungen zulegen – zum Beispiel die im Folgenden beschriebenen.

Die Atem-Code-Notruf-nummer

Es gibt diverse Notrufnummern, vom ärztlichen Bereitschafts-dienst über Feuerwehr und Rettungsdienst, die Polizei bis hin zum Apothekennotruf und der Nummer der Telefonseelsorge, um nur einige zu nennen.

Hier nun die Notrufnummer für Gefühle: 161. Suchen Sie sie nicht im Telefonbuch oder im Internet, dort gibt es sie noch nicht. Sie ahnen es schon: 1•6•1 steht für »einmal sechs Atemzüge pro Minute, eine Minute lang«. Sie können diese Notrufnummer jederzeit für zwei gar nicht so seltene Anlässe nutzen:

Unmittelbar nach einer starken Gefühlsaufwallung

Sie waren gerade heftigem Zorn ausgesetzt – Ihrem eigenen oder dem eines anderen – und stehen immer noch unter dem Einfluss eines Adrenalinschubs. Ihr Herz rast, Sie sind außer Atem, sprechen stockend und können nicht klar denken. Sie haben gerade Angst gehabt und sind einer Gefahr nur knapp entronnen, haben schlechte Nachrichten erhalten, wurden in

Ihrem Stolz verletzt, durch unerwartetes Verhalten traurig gemacht, entmutigt durch den Tropfen, der das Fass zum Überlaufen gebracht hat, oder den Funken im Pulverfass. Denken Sie an all die Momente im Leben, in denen Ihnen die Sicherungen durchgebrannt sind, Sie die Fassung verloren haben, verwirrt oder bekümmert waren. Gewöhnen Sie sich an, sich immer so bald wie möglich nach einem derartigen unglücklichen Ereignis eine Minute Zeit zu nehmen, um sechsmal in der wohlvertrauten Frequenz zu atmen. Denn sechs Atemzüge in der Frequenz sechs ergeben eine Minute.

Diese Pause stellt sofort – innerhalb von zehn bis 20 Sekunden – das Gleichgewicht zwischen den beiden antagonistischen Systemen Sympathikus und Parasympathikus wieder her, die stark beansprucht wurden. Sechs Atemzüge sind mehr als ausreichend, um die Balance zurückzugewinnen und zum »Leerlauf«, zur emotionalen Neutralität, zurückzukehren.

In meiner Beratungspraxis bitte ich meine Klienten oft, eine noch nicht lang zurückliegende oder besonders heftige Wut der Vergangenheit wieder heraufzubeschwören. Wie bereits erwähnt, verschiebt sich das Spektrogramm dann sofort vollständig in die sympathische Zone mit einer »hektischen« Herzfrequenzkurve.

Wenn ich den Klienten dann bitte, an etwas anderes zu denken oder über ein neutraleres Thema zu sprechen, stellt sich allmählich das Gleichgewicht wieder her, der Körper kompensiert, ohne dass wir etwas dazutun, ganz automatisch. Bei heftiger Wut muss man sich jedoch manchmal mehrere lange Minuten gedulden, bis der emotionale Sturm sich gelegt hat.

Wenn ich dieselbe Übung wie mein Klient mache und ihn dann bitte, zusammen mit mir auf der Resonanzfrequenz zu atmen, ist in ein, zwei oder drei Atemzügen (10 bis 30 Sekunden), also nahezu sofort, die Ruhe wiederhergestellt.

Gewöhnen Sie sich an, 1•6•1 bei jedem emotionalen Notfall zu praktizieren. Das funktioniert aber nur dann gut, wenn Sie Routine haben – die Frequenz sechs muss ein Automatismus geworden sein, den Sie durch regelmäßiges Üben entwickelt haben.

Wenn eine schwierige Situation bevorsteht

Sie warten im Vorzimmer, Ihr Chef hat Sie zu sich zitiert, und Sie wissen nicht, warum. Geht es um eine Beförderung, eine Rüge, eine Belobigung oder eine Kündigung? Sie haben keinen blassen Schimmer. Während Sie warten, erreicht Ihre Besorgnis den Höhepunkt, und Sie spüren die damit einhergehenden körperlichen Zeichen: einen trockenen Mund, verschwitzte Hände, einen Kloß im Hals, einen Knoten im Bauch und unkontrollierbares Herzklopfen. »Was wird passieren? Wenn ich mich rechtfertigen muss, weiß ich schon jetzt, dass ich in diesem Zustand weder klar denken noch die richtigen Worte finden kann. Ich fürchte, dass ich zittere, weine, stottere oder mich aufrege und mich bestimmt nicht gerade von meiner besten Seite zeige.«

Oder Sie sind auf dem Weg zu einer Prüfung, haben sich zwar gut vorbereitet, aber es gibt doch noch einige Lücken, ein oder zwei Defizite, das eine oder andere Kapitel, das Sie nicht ganz verstanden haben. Also setzt heftiges Lampenfieber ein, und mit ihm trübt sich Ihr Erinnerungsvermögen, Katastrophenszenarien prasseln mit all ihren Konsequenzen, die immer wahrscheinlicher werden, auf Sie ein. Ihre Zukunft hängt von dieser Prüfung ab, doch Ihr Selbstvertrauen schmilzt immer mehr dahin. Unter Druck zu stehen verunsichert Sie zutiefst.

Praktizieren Sie entweder 1•6•1, 1•6•2 oder 1•6•3, also eine, zwei oder drei Minuten – je nach Belieben – rhythmisches

Atmen. So bringen Sie Ihr emotionales System in die Balance, verstärken Ihre Alphawellen, die für eine ruhige, zuversichtliche Aufmerksamkeit erforderlich sind, senken Ihren Cortisolspiegel gerade so weit, dass ein lähmendes Zuviel vermieden wird und Angst und Lampenfieber wieder zurückgehen. Versuchen Sie es das nächste Mal damit, wenn Ihnen in einigen Stunden oder Minuten eine unvermeidliche stressige und emotional aufgeladene Situation bevorsteht.

Denken Sie an 1•6•1, Sie werden es oft brauchen. Tauschen Sie Ihre Angst ein gegen diesen Trick, mit dem Sie sie überwinden.

Ich möchte daran erinnern, dass dieser »Trick« nur funktioniert, wenn Sie regelmäßig 3•6•5 praktizieren. Das ist nach wie vor die grundlegende Basis.

Umgang mit schwierigen Beziehungen

Sicherlich haben Sie, ebenso wie ich, einen oder mehrere Menschen in Ihrem Umfeld, mit denen Sie gezwungenermaßen Umgang pflegen müssen, die Sie aber nicht sonderlich mögen. Sei es in der Familie oder am Arbeitsplatz, Sie müssen unausweichlich Zeit miteinander verbringen. Ich kann Ihnen versichern, diese Antipathie beruht auf Gegenseitigkeit: Sie begegnen sich, können sich nicht leiden, müssen aber dennoch miteinander zurechtkommen. Fällt Ihnen gerade jemand ein? Sehr gut – diese Person wird Ihr Versuchskaninchen für das Experiment, das ich Ihnen vorschlagen möchte.

Leider, so werden Sie vielleicht denken, ist es schmerzlos, ja nicht einmal unangenehm für Ihr »Opfer«, das davon nämlich überhaupt nichts bemerken wird. Vielleicht wäre Ihnen eine Vivisektion oder ein Toxizitätstest lieber gewesen, oder Sie hätten gern gesehen, dass Nadeln in eine Puppe als Abbild der Person gestochen werden oder dass sie aus der Ferne verflucht wird, aber ich empfehle Ihnen ein effektiveres, nachhaltigeres Experiment, von dem beide Seiten viel mehr profitieren.

Jedes Mal, wenn Sie in Anwesenheit Ihrer ungeliebten Versuchsperson sind, nähern Sie sich ihr auf mindestens drei

Meter, ohne dass ein unangenehm enger Kontakt stattfinden muss. Dann atmen Sie unauffällig in der Frequenz sechs, wie Sie es täglich üben (auch auf die Gefahr, mich zu wiederholen: Ohne regelmäßige Übung wird das Experiment nicht klappen). Konzentrieren Sie sich auf Ihre Atmung. Richten Sie Ihre gesamte Aufmerksamkeit ein paar Minuten auf den ein- und ausströmenden Atem. Stellen Sie sich vor, Sie wollten die Atmung Ihrer Versuchsperson beeinflussen, jener Person, der Sie dieses Experiment widmen. Bei jeder Einatmung atmen Sie für sie ein, bei jeder Ausatmung atmen Sie für sie aus. Es ist wichtig, dass Sie bewusst Ihre Aufmerksamkeit auf diesen Menschen lenken.

Das ist alles. Der Vorgang muss jedoch für jede schwierige Gesellschaft, die einem durch familiäre oder berufliche Umstände auferlegt wird, wiederholt werden. Wiederholung ist unerlässlich, damit das Experiment gut verläuft. Beobachten Sie danach, was im Lauf der Zeit geschieht.

Kleiner Exkurs: Das Herz als Sender und Empfänger

Das Herz erzeugt ein elektromagnetisches Feld. Herzschläge werden durch elektrische Impulse von einem kleinen Nervenknoten im rechten Vorhof[24] ausgelöst. Dieser Knoten ist ein autonomes Gehirn für sich, das für regelmäßige, automatische Herzschläge sorgt, die unabhängig vom Rest des Körpers sind. So kann das Herz zum Beispiel auch während einer Transplantation einige Minuten außerhalb des Körpers

24 Das ist der Sinusknoten oder Sinuatrialknoten.

schlagen. Das autonome Nervensystem und unsere Gefühle beeinflussen dieses kleine Gehirn, indem sie es je nachdem verlangsamen (parasympathisch) oder beschleunigen (sympathisch).

Von jedem Impuls oder elektrischen Strom geht elektrische Erregung aus, die sich in alle Richtungen ausbreitet. Auch der Sinusknoten und die elektrischen Impulse des Herzens senden ein solches elektrisches Feld aus. Das Gehirn und seine Gehirnwellen senden ebenfalls elektrische Felder aus – sie können von einem Elektroenzephalogramm (EEG) erfasst werden und ermöglichen es, die Gehirnwellen, die unsere Gedanken und Gefühle tragen, aufzuzeichnen und zu studieren. Aber wussten Sie schon, dass das elektrische Feld des Herzens etwa 500-mal stärker ist als das des Gehirns?

Das Herz ist eine richtiggehende Radiostation, die Informationen in alle Richtungen aussendet. Ist dieses Feld chaotisch oder unregelmäßig, wie in nahezu allen Phasen des normalen Lebens, hat es wenig Einfluss auf die Herzen in ihrer unmittelbaren Umgebung, denn diese haben ihre eigenen »Influencer«.

Schwingt ein Herz dagegen mit einer Resonanzfrequenz um 0,1 Hz (sechs pro Minute), mit dieser besonderen Frequenz also, die wir zuvor untersucht haben, dann neigen die Empfängerherzen in der Nähe dazu, sich zu synchronisieren, und sind nun gewissermaßen ebenfalls auf diese Frequenz eingestimmt. In Köln zum Beispiel sendet WDR 2 auf der Frequenz 88,4 MHz, also müssen Sie Ihr UKW-Radio auf dieselbe Frequenz einstellen (synchronisieren), wenn Sie den Sender laut und deutlich empfangen möchten.

Es ist, als hätte unser Herz eine voreingestellte Frequenz, und wenn es diese Frequenz in der Umgebung findet, synchronisiert es sich automatisch. Wenn Sie mit der Frequenz sechs atmen, beeinflussen Sie alle Herzen in Ihrem näheren Umfeld. Dieser Einfluss hat sowohl auf Sie selbst als auch auf andere eine positive Wirkung.

Probieren Sie es mit Ihren Kindern aus, wenn sie aufgeregt sind; bei Ihrem Baby, wenn es weint; bei einem wütenden Ehepartner, bei einer Person mit Schmerzen. Die elektrische Welle, die Sie mit der 3 · 6 · 5-Atmung erzeugen, kann Besänftigung übertragen. Ich empfehle Ihnen, auf dieses Hilfsmittel nicht zu verzichten.

Meine persönlichen Erfahrungen

Ich praktiziere seit 30 Jahren als Allgemeinmediziner und habe Menschen aller Art gesehen, schwierige und einfache Patienten, angenehme und unangenehme. Trotz meiner Empathie, Offenheit und der Geduld, die meine Kunst mich lehrte, gab es immer noch einige, bei denen der Funke nicht übersprang und die ich nicht so gerne empfing. Ich kam nicht dagegen an, aber es störte mich sehr.

Mehrere Jahre habe ich bei etwa zehn solcher »besonderen« Personen die oben beschriebene Methode mit Fernwirkung eingesetzt und in ihrer Anwesenheit langsam und unauffällig sechsmal pro Minute geatmet. Keiner von ihnen hat jemals etwas bemerkt (zumindest ist das mein Eindruck); stattdessen habe ich selbst einen Unterschied festgestellt! Allmählich öffnete sich leise mein Herz, und die Beziehung wurde weniger angespannt, dafür einladender und warmherziger. Heute, Jahre später, erinnere ich mich mit einer gewissen Zärtlichkeit an jeden dieser Menschen und bin sicher, dass ich ihnen in schwierigen Momenten helfen konnte. Andernfalls wäre meine Behandlung wegen der Distanz, die ich unbeabsichtigt zwischen ihnen und mir hergestellt hatte, nicht effektiv gewesen.

Mit einem Profi praktizieren

Herzkohärenz und Herzresonanz sind Praktiken, die jeder allein für sich anfangen und praktizieren kann, es gibt keine Kontraindikationen oder unerwünschten Nebenwirkungen. 3•6•5 ist die Grundübung, wenn Sie mit den Atemübungen der Herzkohärenz beginnen wollen: mit der Herzresonanz. Inzwischen wissen Sie genug darüber, um eine zufriedenstellende Praxis zu entwickeln, die Ihnen guttut. Ergebnisse stellen sich schnell ein, normalerweise werden Sie in weniger als drei Wochen die ersten Verbesserungen bemerken.

Manchmal kann professionelle Unterstützung jedoch hilfreich sein. Ein »Profi« wird die Übungen zusammen mit Ihnen aufbauen und bestrebt sein, die Qualität Ihrer Herzkohärenzkurve stetig zu verbessern; er wird Ihre Haltung und Atmung anpassen und völlig synchron und empathisch mit Ihnen atmen. Mit einer Software wird er Ihre Fortschritte aufzeichnen und visuell darstellen.

Diese Fachperson wird Ihnen auch dabei helfen, noch weiter zu gehen, und Sie mit Übungen bekannt machen, die Ihnen helfen, spezielle Ziele und Probleme anzugehen: Gewichtsabnahme, Aufmerksamkeitsstörungen, Schmerzen,

Süchte, Prüfungsvorbereitung, schwierige Entscheidungen usw. Es gibt viele Anwendungsgebiete.

Solche Fachleute können Psychologen, Psychotherapeuten, aber auch Coaches oder Angehörige medizinischer Berufe oder Hilfsberufe sein. Es gibt verschiedene Ausbildungsgänge und veröffentlichte Listen ausgebildeter und/oder zertifizierter Personen.

Falls Sie sich fachliche Unterstützung suchen möchten: Auf der Website www.heartmathdeutschland.de finden Sie Informationen über Seminare, Webinare und zertifizierte Coaches. Es kann auch hilfreich sein, das Stichwort »Herzkohärenz« zusammen mit Ihrem Wohnort zu googeln.

Zum Schluss

Herzresonanz und Herzkohärenz zu praktizieren ist zwar einfach, aber nicht leicht. Es ist nicht leicht, die Zeit zum Üben zu finden, aber wenn Sie sich diese Zeit nehmen (ca. 15 Minuten pro Tag), bauen Sie eine persönliche Praxis auf und erhöhen dadurch die Amplitude Ihrer Herzfrequenzvariabilität, die wiederum positiv mit der Lebenserwartung korreliert. Dadurch, dass Sie Ihrer Praxis Zeit einräumen, sorgen Sie dafür, dass Ihre Lebenserwartung und Ihre Lebensqualität zunehmen.

Die Schlussfolgerung ist einfach: Von nun an nehmen Sie sich dreimal täglich fünf Minuten lang Zeit, sechsmal in der Minute aufmerksam zu atmen mit der Absicht, ein schönes und langes Leben zu führen.

Täglich eine Viertelstunde: Nehmen Sie es sich zunächst für zwei bis drei Wochen vor und entscheiden Sie dann, ob es Ihnen guttut. Sie brauchen mir nicht zu glauben, schenken Sie mir einfach nur für drei Wochen Ihr Vertrauen – und vertrauen Sie anschließend auf Ihre eigenen Erfahrungen und Gefühle.

Die privilegierten Momente mit sich selbst, die Sie in diesen 15 Minuten pro Tag ermöglichen, sind vorbereitende Pausen für all Ihre Aktivitäten außerhalb dieser Zeit. Jede dieser fünfminütigen Übungen schafft ein günstiges emotionales Umfeld für die folgenden vier bis sechs Stunden. Es ist, als hätten Sie eine emotionale Isolierschicht aufgetragen, einen Schutzmantel, einen sicheren (Über-)Lebensanzug mit einer Wirksamkeit von etwa vier bis sechs Stunden.

Sie praktizieren Herzresonanz für Zeiten, in denen Sie sich nicht im Zustand der Herzresonanz befinden. Denn Herzresonanz ist nicht der normale Alltagszustand. Es ist wie beim Beten, Meditieren, Joggen oder Yoga: Die Zeiten des Praktizierens oder Trainierens sind vorbereitende Momente für den Alltag, für die Zeit, in der man nicht betet, meditiert, joggt oder Yoga macht, also für das wahre Leben.

Noch einmal im Klartext: Sie begründen eine regelmäßige Praxis, dreimal täglich jeden Tag, damit es Ihnen in der Zeit, in der Sie nicht üben, besser geht.

So haben Sie nun ein starkes Hilfsmittel an der Hand, das Sie jederzeit heranziehen können, um sich zu schützen oder zu verteidigen. Bei jeder emotionalen Verunsicherung, jeglichem Stress oder bei Rückschlägen können Sie, wo immer Sie sind, sofort die emotionale Notrufnummer wählen und einige Male auf Frequenz sechs atmen, unabhängig von Ort, Umgebung oder anwesenden Personen, um sich schnell wieder emotional zu zentrieren. Ein oder zwei Atemzüge zu Hilfe gerufen, zehn bis 20 Sekunden, um das Gleichgewicht wiederherzustellen – darin wird Ihre Kraft liegen.

Seit über zehn Jahren habe ich Tausende von Menschen bei diesem Training begleitet und noch nie erlebt, dass jemand, der motiviert ist und regelmäßig praktiziert, es nicht schafft. Die Fähigkeit dazu haben Sie bereits, Sie müssen nur noch die nötige Entschlossenheit und Ausdauer aufbringen.

Wenn Sie nicht allein üben möchten, wenden Sie sich an eine in dieser Technik bewanderte Fachperson oder üben Sie mit einem Partner, einer Freundin oder einem Familienmitglied.

Herzkohärenz hat mein Leben auf den Kopf gestellt. Schon oftmals musste ich auf die erlernte Atemtechnik zurückgreifen, um in schwierigen Situationen und Zeiten das Gleichgewicht wiederzuerlangen. Regelmäßige Praxis ist die Grundlage; wer davon wieder abkommt, fühlt sich bald wieder weniger gut, ist unsicherer und anfälliger. Atmen ist die Kraft des Lebens, und wir können sie meistern, daran arbeiten und sie kanalisieren.

Möge diese Kraft mit Ihnen sein!

Sie finden mich unter der Website www.coherenceinfo.com.

Wenn Sie im Gesundheits-, Wellness-, Coaching- oder Pflegebereich tätig sind und sich für eine Schulung in Grundtechniken oder spezielle Anwendungsgebiete interessieren, besuchen Sie die Website www.heartmathdeutschland.de.

Vielen Dank für Ihr Vertrauen.
David O'Hare,
im verschneiten Montreal am 7. Januar 2012

Leben, was zu mir passt

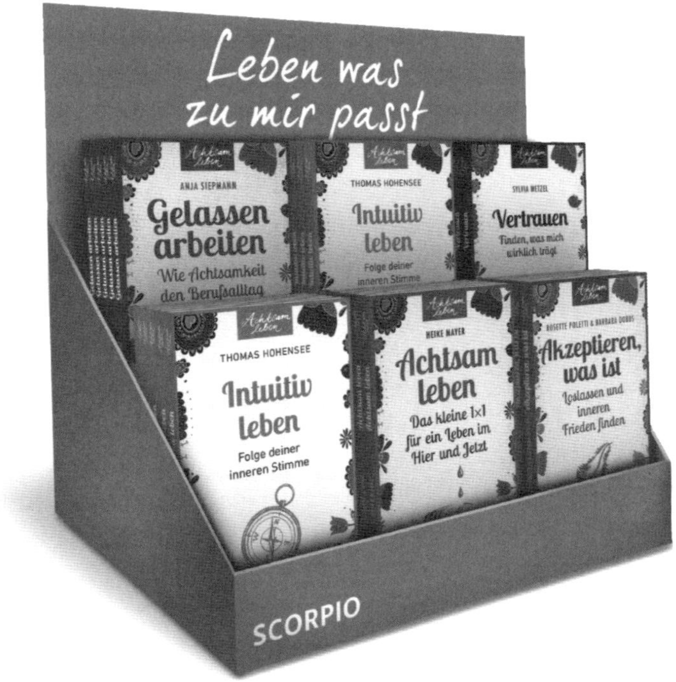

Klein und kompakt – die charmanten Pocketguides aus unserer Erfolgsreihe *Achtsam leben* liefern psychologisch fundiertes Basiswissen. Alle Themen wurden von erfahrenen Psychologen oder Lebensberatern konzipiert. Mit vielen Übungen, Anregungen und Impulsen für alle, die einen leichten Einstieg in ein achtsames Leben suchen.

www.scorpio-verlag.de

Das Herz – ein ganz besonderes Organ

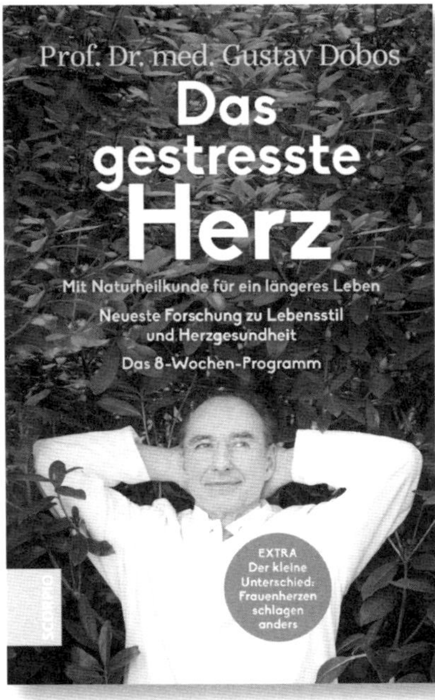

272 Seiten, Pappband
ISBN 978-3-95803-233-0

Rund drei Millionen Mal schlägt das Herz im Laufe eines Lebens – mal schnell, mal langsam, mal stolpernd und dann wieder rhythmisch ausdauernd. Es ist der Taktgeber unseres Lebens und reagiert empfindsam auf alle Veränderungen in uns. Vor allem Dauerstress macht ihm langfristig zu schaffen.

Wie wir unser Herz im Alltag mit einfachen natürlichen Mitteln schützen und dauerhaft gesund erhalten können, zeigt der Internist und Professor für Naturheilkunde Gustav Dobos eindrucksvoll in diesem Buch.

www.scorpio-verlag.de **SCORPIO**